成瀬暢也

埼玉県立精神医療センター副病院長

厄介で関わりたくないアルコール依存症患者とどうかかわるか

中外医学社

序 文

　筆者は日々依存症臨床に携わる一精神科医である．長年にわたって依存症患者の治療に当たってきた．

　かつて，筆者にとって依存症患者は「厄介で関わりたくない」人たちであった．言うことを素直に聞いてくれない．指示に応じてくれない．応じないどころか反発してくる．次々とトラブルを起こす．治療意欲が乏しい．イライラして切れやすい．そして，酒をやめない．つまり，こちらの思い通りにいかず，逆に治療者を攻撃してくる．とんでもない人たちであった．

　患者は人間不信を抱えて生きづらさに苦しんでいた．彼らにとって，アルコールは命綱であった．しかし，当時の筆者は，そのことを理解できず無理やりアルコールをやめさせようとしていた．やめさせることが絶対的な正義であって，変わらない患者が悪いと考えていた．思い通りにならない患者に対して陰性感情を募らせ，患者を批判していた．

　そこに絶対的に欠けていたものがある．それは，患者を尊重する姿勢であり，患者に対する共感であり，患者との信頼関係である．患者の思いを想像することなく，共感することなく，一方的に「正しいこと」を強要していた．そして，飲酒は「失敗」として患者に反省を促していた．

　その後，紆余曲折があって，筆者の治療スタンスは大きく変わった．酒を飲むかやめるかは患者が決めることであり，やめない自由と権利もあること，患者と信頼関係が築けていなければ，どんな提案をしても受け入れられないこと，逆に信頼関係を築きさえすれば患者は変わり始めることを知った．

　依存症治療の目的は，やめさせることではなく，人と信頼関係を築けること，そして人に癒されるようになることである．そう気づいて

からは，治療が格段に楽になった．摩擦や対立は消えた．患者を無理に変えようとせず，信頼関係を築くことが依存症治療のコツである．それを知ってから，依存症患者との関わりは苦痛から喜びに変わった．患者が治療に来てくれることが嬉しくなった．「ようこそ」「また来てくださいね」と心から言えるようになった．

　一般に，アルコール依存症患者は厄介で関わりにくいとされている．ただし，その原因は治療する側にあることに気づいた．信頼関係のないまま強要することがいかに反治療的であるかを知った．「厄介で関わりたくない」アルコール依存症患者を回復に導くことは決して難しいことではない．患者を小手先で変えようとするのではなく，一人の人間として敬意をもって向き合い，患者に治療者を信用してもらえるように寄り添い続けることである．そのためには，「やめさせる支援」ではなく，「患者の困っていることの支援」でなければならない．

　これまで治療の過程で患者も治療者もしばしば傷ついた．治療の過程でどうして対立が起こるのか．傷つくのか．それは何かがおかしいと気づかなければならない．信頼関係を築けていなければ，どのような働きかけを行ったとしても徒労に終わる．強要や叱責，表面的なテクニックではなく，患者と対等の立場で向き合い，心通じる関係を築くことが不可欠である．では，そのためにどうすればいいのか．本書はその答えを具体的にまとめたものである．

　「厄介で関わりたくない」アルコール依存症患者であっても，治療者の関わり方によって変わり始める．この事実を多くの読者に実感していただければ，筆者としてこれ以上の喜びはない．

　　2023 年 8 月

　　　　　　　　　　　　　　　　　　　　　　　　成 瀬 暢 也

目　次

はじめに …………………………………………………………………… 1

Ⅰ　厄介で関わりたくない依存症患者を理解する　　4

① アルコール依存症とはどんな病気なのか？ …………………… 4

② アルコール依存症患者とはどんな人なのか？ ………………… 5

　1 依存症患者によくみられる具体的な特徴 ………………… 6

　　1. 本当は，完璧主義できちんとしなければ気がすまない …… 6

　　2. 本当は，柔軟性がなく不器用で自信がない ……………… 8

　　3. 本当は，頑張り屋で，根はきわめてまじめである ……… 8

　　4. 本当は，やさしく人がいい ………………………………… 9

　　5. 本当は，気が小さく臆病で寂しがりである …………… 10

　　6. 本当は，人に受け入れられたいが，受け入れられないと

　　　思い込んでいる ……………………………………………… 10

　　7. 本当は，生きていることがつらくて仕方がない ……… 11

　2 アルコール依存症患者を理解した支援 ………………… 11

③ 厄介なアルコール依存症患者とは？ ………………………… 12

④ どうして依存症患者は厄介なのか？ ………………………… 13

⑤ 依存症患者にとってアルコールとは？ ……………………… 16

　● ストーリー 1 ………………………………………………… 18

　● ストーリー 2 ………………………………………………… 19

⑥ 依存症患者の背景にある 6 つの特徴 ………………………… 21

⑦ 依存症患者の背景にある「人間不信」 ……………………… 22

⑧ 厄介な患者ほど人間不信が強い ……………………………… 23

⑨ 患者は不安で苦しんでいる …………………………………… 24

⑩ どうして患者は素直でないのか？ …………………………… 24

⑪ どうして患者は強がるのか？ ……………………………… 25

⑫ どうして患者はいざというときに飲むのか？ …………… 26

⑬ どうして患者は死にたくなるのか？ ……………………… 27

⑭ どうして患者は素直に SOS を出せないのか？ ………… 28

⑮ 患者には頑張っていた時期が必ずある …………………… 28

⑯ 生育環境が依存症患者を作る ……………………………… 29

⑰「孤独な自己治療」としての飲酒 ………………………… 30

⑱ 患者の「人間不信」の背景を想像する …………………… 32

Ⅱ　厄介で関わりたくない依存症患者に介入する　　33

① 依存症患者の「人間不信」に介入する …………………… 33

② 厄介な依存症患者に具体的にどう関わるか？ ………… 33

　■ 問題行動のある患者の対応 ……………………………… 33

　　1.　酔って絡む患者 …………………………………… 33

　　2.　すべてに反発する患者 …………………………… 36

　　3.　家族や身内に威張る患者 ………………………… 36

　　4.　飲酒問題を指摘すると激昂する患者 …………… 37

　　5.　酔って暴言・暴力がある患者 …………………… 38

　　6.　受診・相談を拒む患者 …………………………… 40

　　7.　酒をやめようとしない患者 ……………………… 40

　　8.　反省しても懲りない患者 ………………………… 41

　　9.　酒を買ってくることを強要する患者 …………… 42

　　10.　他人の批判や愚痴ばかりの患者 ………………… 43

　　11.　平気でうそをつく患者 …………………………… 44

　　12.　平気で約束を破る患者 …………………………… 44

　　13.　飲酒運転を繰り返す患者 ………………………… 45

　　14.　「死にたい」と繰り返す患者 …………………… 45

　　15.　自殺企図を繰り返す患者 ………………………… 46

　　16.　「人に危害を加える」と言う患者 ……………… 47

17. 刃物を持ち出す患者 ………………………………………………… 48
18. 酒を万引きしてくる患者 …………………………………………… 49
19. 反社会的勢力と関係のある患者 …………………………………… 50
20. 容易に自暴自棄になる患者 ………………………………………… 51
21. 執拗に何事も依存してくる患者 …………………………………… 52
22. 恋愛感情や性的な欲求を向けてくる患者 ………………………… 53
23. ストーカーになる患者 ……………………………………………… 54
24. 性的逸脱行為を繰り返す患者 ……………………………………… 55
25. 訪問看護に無理を強要する患者 …………………………………… 56
26. ヘルパーに酒の購入を強要する患者 ……………………………… 57
27. 精神科病院の入院が長期の患者 …………………………………… 57
2 身体的に重篤な患者の対応 ……………………………………………… 58
  1. 身体疾患や外傷で救急外来受診や入院を繰り返す患者 ……… 58
  2. 身体疾患が重篤だが飲酒を続け受診を拒む患者 ……………… 60
3 症状や併存症のある患者の対応 …………………………………………… 61
  1. 嫉妬妄想が激しい患者 …………………………………………… 61
  2. 認知機能が低下している患者 …………………………………… 63
  3. 離脱症状が激しい患者 …………………………………………… 64
  4. 渇望期の症状が激しい患者 ……………………………………… 64
  5. うつ病のある患者 ………………………………………………… 65
  6. 双極性障害のある患者 …………………………………………… 66
  7. 不安障害・パニック障害のある患者 …………………………… 68
  8. 統合失調症のある患者 …………………………………………… 69
  9. 発達障害・知的障害のある患者 ………………………………… 69
 10. 境界性パーソナリティ障害のある患者 ………………………… 70
 11. 摂食障害のある患者 ……………………………………………… 71
 12. 慢性疼痛のある患者 ……………………………………………… 72
 13. 処方薬乱用・依存のある患者 …………………………………… 72
 14. ギャンブル障害のある患者 ……………………………………… 73

4 治療がうまくいかない患者の対応 ································ 74

  1. 受診をかたくなに拒む患者 ································ 74

  2. 受診しても治療に反発のある患者 ···················· 75

  3. 治療が途切れてしまう患者 ···························· 76

  4. 予約もなく酔って突然現れる患者 ···················· 77

  5. 予約を繰り返しキャンセルする患者 ·················· 78

  6. 治療スタッフに酔って絡む患者 ······················ 78

  7. 他の患者を飲酒に誘う患者 ···························· 79

  8. 入院してもすぐに退院してしまう患者 ················ 80

  9. 入院を何回も繰り返す患者 ···························· 81

 10. 入院中に何度も飲酒する患者 ························ 81

 11. 入院中に問題行動を繰り返す患者 ···················· 82

 12. 治療者に暴言・暴力のある患者 ······················ 83

 13. 治療意欲の低い患者 ································ 84

 14. 孤独でだれにも心を開かない患者 ···················· 85

 15. 生きる望みを失っている患者 ························ 85

 16. 治療者が陰性感情を募らせる患者 ···················· 86

 17. 何をやっても治療がうまくいかない患者 ·············· 88

 18. 断酒意欲があるのに全くやめられない患者 ············ 89

5 高齢患者，若年患者，女性患者の対応 ···················· 90

  1. 高齢の患者への対応 ································ 90

  2. 若年の患者への対応 ································ 91

  3. 女性の患者への対応 ································ 92

6 家族の問題がある患者の対応 ···························· 94

  1. 家族が治療に理解がない患者 ························ 94

  2. 家族から罵倒される患者 ···························· 94

  3. 患者の言いなりになる家族がある患者 ················ 95

  4. 離婚されて家族を失った患者 ························ 96

  5. 天涯孤独な患者 ···································· 97

iv

7 生活困難な患者の対応 ··· 97

  1. 仕事を失って生活保護の患者 ······································ 97

  2. 家を失って施設入所の患者 ·· 98

  3. 多額の借金がある患者 ·· 99

  4. 親兄弟から見捨てられた患者 ···································· 99

  5. 生活能力の低い患者 ·· 100

Ⅲ 　厄介で関わりたくない依存症患者の対応のコツ　101

① 厄介で関わりたくない患者の原因は「人間不信」である ········· 101

② 人間不信が解決すれば依存症は回復する ······················· 104

③ 信頼関係ができていないのに断酒を強要してこなかったか ···· 104

④ 信頼関係づくりが治療・支援の成否を決める ······················ 105

⑤ 心の伴わない治療・支援は反発を生み出す ······················· 106

⑥ 同時に支援者も患者に陰性感情・忌避感情を持ってしまう ···· 106

⑦「人間不信」の強い患者との関わり方 ······························· 107

⑧ 支援者自身をチェックする ··· 108

⑨ 自身の持つ患者に対する陰性感情・忌避感情を扱う ··········· 109

⑩ 厄介で関わりたくない患者ほど劇的に回復する ·················· 110

⑪ 患者と信頼関係を築けると支援者も幸せを感じられる ··········· 111

⑫ 厄介な依存症患者と上手に関わるコツ ····························· 112

Ⅳ 　臨床場面でどのように患者と関わるか？　114

① 患者と関わる前にしておきたいこと ·································· 114

  1. 自助グループで回復者に会い話を聴く ·························· 114

  2. セミナーやフォーラムで回復者の話をたくさん聴く ··········· 114

  3. 依存症の回復をイメージできるようになる ····················· 114

  4. 回復が生まれる温かい雰囲気を感じられる ···················· 114

  5. 回復を楽観的に信じられるようになれる ······················· 115

② 患者と初めて関わる際の流れ（治療契約まで）………………115

　　1. 患者に対して困っている人として向き合う覚悟をする……115

　　2. 患者が受診することの大変さを理解している……………115

　　3. 患者の受診を歓迎の意を表して親切に受け入れる…………116

　　4. 同伴者がいる場合，一緒がいいか別がいいか聞く…………116

　　5. 患者が困っていることを丁寧に聴く………………………116

　　6. 患者がどうしたいか・どうなりたいかを丁寧に聴く………117

　　7. これまでの病歴を話してもらい，流れをつかむ……………117

　　8. これまでの生い立ちを話してもらい，丁寧に聴く…………117

　　9. 生きづらさを認めた場合は，苦労をねぎらう………………118

　 10. 生きづらさの原因・逆境体験などを丁寧に聴く……………118

　 11. これまで一人で頑張ってきたことを十分評価する…………118

　 12. 依存症の背景にある6項目の問題について尋ねる…………119

　 13. 原因は「人間不信」「自信喪失」では，と投げかける………119

　 14. アルコールが果たしてきた役割を確認する…………………120

　 15. 苦しければ飲酒量は増えていくことを説明する……………120

　 16. 飲酒は「孤独な自己治療である」ことを確認する…………121

　 17. アルコールなしで生きられなくなっていないかを問う……121

　 18. 飲酒のコントロールを失った状態が依存症である…………121

　 19. 依存症の最大の問題はストレスに弱くなることである……122

　 20. コントロールできないのは意志の問題ではない……………122

　 21. 「あなたの場合はどうでしたか？」と投げかける……………123

　 22. 治療に取り組めばよくなることを伝え治療契約を結ぶ……123

③ 治療では何をするのか？………………………………………124

　　1. 飲酒に求めていたものを別のものから得る必要がある……124

　　2. それが「人からの癒し」であると思う………………………124

　　3. これまで人に癒されることが少なかったのでは？…………125

　　4. 回復のためには6項目の問題の改善が必要である…………125

　　5. 人を信じられなかったから孤独で
　　　 生きづらかったのでは？………………………………………126

6. まずは正直な思いを話してもらえる場にしてほしい ………… 126

Ⅴ　どうして依存症は自助グループで
　　回復するのか？　　　　　　　　　　　　　　　127

① 自助グループとは何か？ ……………………………………………… 127

② 自助グループは効果があるのか？ ………………………………… 128

③ 自助グループは傷の舐め合いではないのか？ ………………… 131

④ どうして依存症患者は自助グループを敬遠するのか？ ……… 132

⑤ 「自分には合わない」という患者にはどうするのか？ ……… 133

⑥ 自助グループにつなぐにはどうすればいいのか？ …………… 134

⑦ 自助グループにどの程度通えばよくなるのか？ ……………… 135

⑧ 回復施設（リハビリ施設）はどんなところか？ ……………… 135

⑨ 回復施設（リハビリ施設）は有効なのか？ …………………… 136

⑩ 自助グループや回復施設の実践から何を学ぶのか？ ………… 137

⑪ 治療者・支援者が知っておきたいこと …………………………… 138

Ⅵ　患者をどのように回復に導くか　　　　　　　140

① はじめに ……………………………………………………………………… 140

　1. あなたの問題は？ …………………………………………………… 140

　2. あなたは自分が依存症だと思いますか？ …………………… 141

　　　● 依存症とは何なのか？ ……………………………………… 142

　3. あなたはどうなりたいですか？ ……………………………… 144

　4. 本気で変わる覚悟はできていますか？ …………………… 144

　5. とっておきの「これだけ」に取り組んでください ………… 145

　6. 問題の解決だけではなく幸せに近づくでしょう ………… 146

② さあ，はじめましょう！ ……………………………………………… 146

ステップ1　依存症は病気であり，がまんと意志の力ではコント
　　　ロールできないことを認められますか？　　　　146

　1. がまんでコントロールできないのが依存症である ………… 146

　　2. 依存症は病気であると理解する ……………………………… 147

　　3. 自分が依存症であることを確認する ……………………… 147

　　4. 間違いだらけの依存症を正しく理解する ……………… 148

　　5. 依存症はメンタルヘルスの問題である ……………………… 148

ステップ2　回復のために，自己流ではなく人の提案を受け入れる
準備はできていますか？　自己流を手放しましょう.　　149

　　1. 自己流の対処ではうまくいかなかったことを認める ………… 149

　　2. 自己流を手放す ………………………………………………… 149

　　3. 提案を受け入れてこれまでとは別の方法を試みる …………… 149

ステップ3　がまんと意志の力だけで対処することはやめられ
ますか？　これがうまくいかない最大の原因です.　　150

　　1. がまんだけで対処することは何もしないことである ………… 150

　　2. がまんだけで対処することをやめる ………………………… 151

ステップ4　あなたが飲酒したくなったり薬物を使いたくなったり
するのはどんなときですか？　書き出してみましょう.　　152

　　1. 飲酒や薬物使用欲求が高まるのはどんなときか考える ……… 152

　　2. その刺激を生活から遠ざける方法を具体的に考える ………… 153

ステップ5　あなたはこれまでアルコールや薬物に何を求めていた
のでしょう？　具体的に書き出してみましょう.　　154

　　1. 自分はアルコールや薬物に何を求めてきたかを知る ………… 154

　　2. アルコールや薬物がもたらしてくれたものは何か …………… 155

　　3. アルコールや薬物によって対処することの限界を知る ……… 155

　　4. アルコールや薬物に代わる「癒し」を獲得しよう …………… 156

　　5. 他の酔う方法は他の依存症・アディクションになる ………… 157

ステップ6　依存症のもとには人間関係の問題があります.　あなたに
心当たりはありますか？　どんな問題がありましたか？　　158

　　1. 自分の人間関係の持ち方を振り返る ………………………… 158

　　2. 自分の人間関係の問題を知る ………………………………… 159

　　3.「生きづらさ」は何が原因であったかを振り返る ………… 160

ステップ 7　多くの依存症の人には共通した 6 つの人間関係の問題が
あります．あなたはどうでしょうか？　　　　　　　　161
　1.　自分に 6 つの人間関係の問題があるか考えてみよう ………… 161
　2.　依存症の背景にある「6 つの問題」を解決していく ………… 162

ステップ 8　あなたは人に心を開いて相談できていましたか？
一人で問題を解決しようと頑張ってきませんでしたか？　　163
　1.　あなたはいつも一人で頑張ってこなかっただろうか ………… 163
　2.　ストレスに対してどのように対処してきただろうか ………… 164
　3.　あなたは信頼できる人に相談してきただろうか ……………… 165
　4.　あなたに信頼できる人はいただろうか ………………………… 165

ステップ 9　依存症からの回復には人から癒され，心満たされる
ことが必要です．今あなたは人から癒されていますか？　　167
　1.　あなたはこれまで人に癒されてきただろうか ………………… 167
　2.　あなたが癒される新しい方法は「人からの癒し」である … 167

ステップ 10　人から癒され心満たされるためには，人と信頼関係を
築くことが課題になります．そのための行動をできますか？　168
　1.　人と信頼関係を築く覚悟をする ……………………………… 168
　2.　回復のために行動することを決心しよう …………………… 168
　3.　信頼関係を築くための行動を始める ………………………… 169
　4.　信頼できそうな人は誰かリストアップしよう ……………… 169
　5.　信頼できそうな人がなければ相談機関へ行こう …………… 171
　6.　困っていることを正直に相談しよう ………………………… 171
　7.　うまく話せる自信がなければメモを作っていこう ………… 171
　8.　勇気を持って依存症の専門医療機関に連絡してみよう …… 172
　9.　一人で行く勇気がなければ誰かに同伴してもらおう ……… 173
　10.　誰かに話すことで少し楽になれることを実感しよう ……… 174

ステップ 11　あなたは自助グループに通ったことがありますか？
自助グループがどうして回復に有効なのか考えてみましょう．175
　1.　自助グループとは何かを知る ………………………………… 175
　2.　自助グループで回復する理由を知る ………………………… 175

　　3.　自助グループに通うことを覚悟する ·································· 176

　　4.　自助グループに通う計画を立てる ·································· 177

ステップ12　あなたが本気で回復を望むのであれば，自助グループ

に通い続けましょう．そこで信頼できる仲間を作りましょう．178

　　1.　正直な思いを話せている人を探して話を聴く ·················· 178

　　2.　自分自身が正直な思いを話せるように心がける ················ 179

　　3.　心を開けると楽になれることを実感する ······················ 179

　　4.　心開いて正直な思いを話し続けよう ·························· 180

　　5.　治療者や同じ問題を持つ仲間とつながり続けよう ·············· 180

　　6.　人との間に信頼関係を築いていければ回復できる ·············· 181

　　7.　人に癒され回復が進むと本物の幸せを感じられる ·············· 181

人間不信から人間信頼へ　　　　　　　　　　　　　183

① 厄介な依存症患者でも変われる ································· 183

② 自助グループが生み出す奇跡の回復 ···················· 184

③ 絶望から希望へ ··· 185

④ 回復者に学ぶ ··· 186

⑤ 人が人に癒されるということ ···························· 187

⑥ 信頼をつないでいける社会へ ···························· 189

おわりに ·· 190

はじめに

　精神科のなかでも厄介で関わりたくないと敬遠される代表的な疾患として，アルコール依存症が挙げられることに異議を唱える治療者はいないであろう．さらに敬遠されるとするならば，薬物依存症であろうか．そもそも薬物依存症患者は治療対象というよりは，犯罪者として精神科医療から除外されていると言っても過言ではない．全国でも積極的に治療を提供する医療機関は数えるほどしかない．

　わが国における薬物依存症の治療・支援の問題は深刻ではあるが，本書では同じ依存症であり，患者数としては圧倒的に多い「ありふれた病気」であるアルコール依存症について取り上げたい．アルコール依存症は精神科医療の対象とされているかというと，未だに誤解と偏見が強く，治療を受けることなく悪化し，大切なものを次々と失くしていく例があまりにも多い．わが国において問題飲酒者は1000万人，アルコール依存症患者は100万人あると推定される状況で，年に1回でもアルコール依存症の診断で治療を受けた患者は5万人程度に過ぎない．

　このトリートメントギャップは，患者や家族，社会の依存症に対する誤解と偏見によるところが大きいが，一般の精神科医療機関がアルコール依存症を診ないという事実も無視できない．患者が治療を求めても，当然のように治療を断わられることが多いのが現状である．

　アルコール依存症というだけで，「厄介で関わりたくない患者」とされている．患者の治療は行われず，患者は病状を悪化させ，さまざまな症状や問題を引き起こしさらに治療困難になる．このような状況が長年にわたって続いている．患者はどうにもならなくなって仕方なく依存症専門医療機関を訪れる．それでも訪れるだけ幸運である．大多数は，どうにもならなくなっても医療や支援につながることなく命を

短くしているのである.

　本書は治療者が「厄介で関わりたくない」アルコール依存症患者の診療を，どうすれば診やすくなるか，関わりやすくなるかを筆者の経験からまとめたものである．筆者自身，初めから依存症や依存症患者が好きだったわけではない．実際に依存症病棟の担当医になることを打診された際に，断った経緯がある．しかし，なり手がないことから引き受けて20年余り病棟を担当することになった．その後，10年間依存症専門外来を毎日続けている．

　筆者が病棟医だったころ，何年も苦しい思いをした．嫌な思いもした．患者と会うことさえ嫌になったこともあった．しかし今，毎日の診療が楽しくて仕方がない．外来に来てくれる患者を心から歓迎できるようになった．どうしてそのような思いに至ったか，筆者自身の何が変わったのか，一臨床医としての拙い経験から，みなさんにお伝えできることがあるのではないか，との思いから本書は誕生した．

　アルコール依存症はきわめて人間的な興味深い真実を見せてくれる．アルコール依存症患者は人間の強さと弱さ，実直さと不器用さを感じさせてくれる．そして彼ら彼女らとの関わりの中から，人として生きるために大切なもの，幸せになるために不可欠なものを教えてくれる．

　本書は，アルコール依存症の支援に関わるすべての人々を対象としている．依存症は人との関わりにおいて回復する病気である．その支援に関わる人々が苦手意識や嫌悪感を持ってしまうことが，患者を置き去りにしてきた．とするならば，その陰性感情・忌避感情を払拭することは極めて重要な課題である．患者をどのように理解してどのように関わるか，そこに焦点を当て，誰もがアルコール依存症患者と無理なく関われるようになることを目的としている．

　本書が，治療者・支援者のアルコール依存症患者に対する「厄介で関わりたくない」という思いを，少しでも払拭できる一助となることを願っている．それによって，置き去りにされてきた多くの患者，家

2

族の希望になることを期待したい．そして，治療者・支援者であるあなたにとっても，有益な体験になると信じている．

　アルコール依存症という病気が，他のありふれた精神疾患と同じように，当たり前に治療や支援を受けられる日が来ることを願っている．

I. 厄介で関わりたくない依存症患者を理解する

1 アルコール依存症とはどんな病気なのか？

　まず，アルコール依存症とはどんな病気なのだろうか．アルコール
は脳の働きを抑制する，麻痺させる物質である．これにより不安や緊
張を軽減する作用がある．つまり，抗不安作用があることになる．過
度の緊張を強いられたり，神経が細かく気を遣ったり，言いたいこと
が言えなかったりする人にとっては，即効的に効くクスリとなる．嫌
なことを忘れたいという目的で大量に摂取する場合もある．

　アルコール依存症は，この作用に過度に期待して嵌り，何らかの害
が起きているのにコントロールがつかなくなった状態である．問題が
起きているのにアルコールを手放せないということは，その効果を享
受してきたためであり，手放すと苦しくなるからである．その効果を
期待して繰り返し摂取していると身体がアルコールに慣れてくる．つ
まり耐性ができてくる．そのため，効果が減弱してしまう．ここに落
とし穴がある．適度な回数と量を守った飲み方で満足できている人
は，コントロールを失うような飲み方にはならない．何らかの苦しさ
や生きづらさを持つ人が，アルコールの気分を変える効果を執拗に求
めて摂取回数や摂取量が増えていくことによって依存が形成される．

　そして，いったん依存が形成されると逆戻りすることは容易ではな
い．がまんや意志の力では対処できなくなっていく．それを周囲から
責められたり，自分自身を責めたりしても，その効果が必要な人は，
飲酒回数を減らしたり減量したりすることが困難である．問題が起き
て苦しくなればなるほど，その苦しさをアルコールに酔って対処する
という矛盾したことが起こる．こうして患者は孤立を深め，自信を
失っていく．アルコール依存症とはこのような病気である．

JCOPY 498-22950

② アルコール依存症患者とはどんな人なのか？

アルコール依存症患者とはどのような人たちなのだろうか．このことを理解していないと，患者の言動，行動の意味が読み取れず，適切な対応ができない．

依存症患者に家庭内や社会でみられる問題の背景には，多くの場合，共通した特徴がみられる．表面的に起こっている事象について，依存症患者の特徴を理解していると対応しやすい．

前提になるのは，筆者がこれまでさまざまなところで提示してきた「人間関係の6つの特徴」である．つまり，「自己評価が低く自分に自信を持てない」「人を信じられない」「本音を言えない」「見捨てられる不安が強い」「孤独で寂しい」「自分を大切にできない」である　表1．患者の背景にあるこれらの対人関係の問題を見落としてはいけない．

このような6項目の特徴をさらに理解しやすいように具体的にみていきたい．「本当は」とつけているのは，依存症に罹患したことによって，本来の姿とは異なった姿しか見せられなくなっているからである．「ストレスに弱くなり当たり前のことが当たり前にできなくなっていく」という依存症の最大の問題が起きているからである．あるいは，できなくなっていることを，患者は隠そうとして取り繕うからである．このような理由から，依存症患者にみられる下記の特徴は見えにくくなっている．依存症患者の「本当の」特徴が把握できないと，患者に必要な支援が見えてこない．

表1　依存症患者の背景にある人間関係の問題

1. 自己評価が低く自分に自信を持てない
2. 人を信じられない
3. 本音を言えない
4. 見捨てられる不安が強い
5. 孤独で寂しい
6. 自分を大切にできない

---

1 依存症患者によくみられる具体的な特徴 表2

依存症患者の多くに認められる7つの具体的な特徴について説明する.

1. 本当は，完璧主義できちんとしなければ気がすまない

多くの依存症患者は，精力的に頑張っているとき以外は，「意欲がわかない，だるい，やる気が出ない」などと訴え，日常生活の当たり前のことができなくなる．その状況を，家族や周囲からは，「不真面目，だらしがない，覇気がない，怠けている，いい加減」などとみられ，医療者は「抑うつ・意欲低下」と評価する．

このような依存症患者にありふれた状態は，患者の完璧主義に起因することが多い．言い換えれば，白黒思考である．彼らは，「何でも完璧にやらなければならない」と常々思っている．それは心理的にも身体的にも大きな負担である．そしてやり遂げる自信がない．何かに手を付けると徹底的に最後までやらなければならない．それはとても気が重いことである．だから，何事にも手を付けることに躊躇することになる．

主婦であれば，掃除などの家事ができない．たまに掃除をすると大掃除になる．要領よく目についたところをさっと仕上げることはできない．だから，掃除一つをとっても大きな負担を感じてしまう．家が散らかっていることにストレスを感じる．散らかっていることをどうにもできないことにストレスを感じる．

表2　依存症患者によくみられる7つの具体的な特徴

1. 本当は，完璧主義できちんとしなければ気がすまない
2. 本当は，柔軟性がなく不器用で自信がない
3. 本当は，頑張り屋で，根はきわめてまじめである
4. 本当は，やさしく人がいい
5. 本当は，気が小さく臆病で寂しがりである
6. 本当は，人に受け入れられたいが，受け入れられないと思い込んでいる
7. 本当は，生きていることがつらくて仕方がない

6

仕事についても，この傾向ははっきり見て取れる．多くの患者は仕事をしたがる．ただし，本当にしたいのではなく，しなければならないと思っているのである．仕事につけば，自分の情けなさ・自己評価の低さは解消できると考える．自分が情けないと思うほど，劣等感が強いほど，それを挽回しようとフルタイムの高給取りの仕事に就こうとする．何年も仕事を離れていた患者が，いきなりフルタイムで働けるはずがない．長期に練習もせずに試合から離れていたのに，いきなり出場してホームランばかりを狙っているようなものである．空振りの三振に終わることは目に見えている．一発逆転を狙いすぎて自滅してしまうことになる．「リハビリだと思って，週2〜3日あるいは半日の難しくない仕事から始めましょうよ」という助言は彼らの耳には入らない．

採用されたとしても，マラソンに出場しているのに，100メートル走に出ているかのように，スタートとともに猛烈なダッシュをして全力で働く．全く余裕はない．「そんな働き方をしていたら，誰でも続かなくなるよ」という助言は耳に入らない．しかし勢いは続かない．1か月もすると勢いは落ちてきて苦しくなる．そうすると，一転，「自分はダメだ」と戦意を喪失して出勤できなくなる．ドーピング目的に飲酒して頑張ろうとするが，これも長くは続かない．このような行動は，周囲からは，「身の程知らず，高望み，自分がわかっていない，不器用」と評される．

結局，患者は失敗して落ち込み自責的となる．そして，連続飲酒とともに，自傷行為，自殺企図，引きこもり，暴力行為などの問題行動という形をとる例もある．「やっぱり自分はダメなんだ」と自暴自棄になるのである．彼らは再び，「意欲低下，抑うつ，引きこもり」の状態に戻っていく．そして飲酒を続ける．この繰り返しである．

余裕のある人はこのようにはならない．柔軟な対応ができ要領よく対処できる．余裕なく，きちんとやらなければいけないと思っているから苦しいのである．できないこと，手が付けられないことに引け目を持っている．だから，家族や周囲から叱責されると落ち込んだり反発したりする．言われなくてもわかっているのである．ただ，やらな

いのではなくできないのである．

　以上のような問題は過剰適応の結果と捉えられる．その背景には，完璧主義・白黒思考がある．これらは容易に変えられるものではない．その根底にあるのは強い不安と自信のなさである．

2. 本当は，柔軟性がなく不器用で自信がない

　自信があるようにふるまう患者，突っ張っている患者をみることがある．それらの多くは，自信のなさの裏返しである．本当に自信があるのであれば，自信があるようにふるまう必要はないであろう．自信のなさや不安をカバーするために完璧主義になる．つまり 1. で述べたとおりである．

　完璧主義はうまくいっているうちは周囲から評価されるが，実行できなくなれば患者は苦しくて仕方がない．自信もなくなっていく．実行できなくなっているのに，完璧にやり遂げようとする．少しずつコツコツと取り組んでいくことはできない．不安と焦りがあるので，野球でいえば四球や内野安打で十分なのに，すべての打席でホームランを狙おうとする．そして三振を繰り返す．ウサギとカメにたとえれば，カメにならないと脱出できないのに，ウサギになってすぐに結果を出そうとする．そして，いつまでも泥沼から抜け出せない．このような人たちが多い．というより，ほとんどがこのような人たちである．

　彼らに欠けているのは柔軟性である．融通が利かない．要領が悪い．つまり，柔軟性がなく不器用である．気持ちばかりが焦って，ここぞというときに，しくじってしまう．勝負所で失敗する．どうしてそうなるのであろうか．それは，自信がないからである．不安だからである．不安だから修正できない．余裕がないから修正できない．同じ方法を繰り返して同じように失敗することになる．そして，さらに自信を失っていくという悪循環に入っていく．

3. 本当は，頑張り屋で，根はきわめてまじめである

　依存症患者は，元々は頑張り屋であり実際に頑張ってきた人が多い．そして，依存症になっても頑張らなければと思っている．根はきわめてまじめな人たちである．まじめに頑張らなければと思っていて，頑張れなくなっているから苦しいのである．頑張れず苦しいとき

8

に，人に助けを求めることができない．人から癒されることができない．そのため，患者はアルコールを使って「ドーピング」をする．ドーピングは「孤独な自己治療」として行われる．

　まじめに頑張っても苦しいとき，アルコールは癒してくれた．だから手放せなくなっていった．根底には，まじめに不器用に頑張ってもどうにもできなくなっているという状況がある．まじめでなければ，これほど苦しまないであろう．頑張らなければと思っていなければ，ドーピングしてまで取り繕うとはしないだろう．

4. 本当は，やさしく人がいい

　強面で暴力的な行動を繰り返してきた患者であっても，治療関係が築かれ信頼関係が生まれてくると，人は変わってくる．強面で暴力的な患者ほど，実は孤独で寂しかったのではないだろうか．しかし，そんな不器用でダメな自分を，人はまともに相手にしてくれるはずはない．そんな思いが，なおさら強面で暴力的な人間にしてきたように思える．

　そんな患者でも，実は「いい人でいたい」「人から好かれたい」と思っていることが多い．彼らが，ふとした瞬間に小さな子供や動物にやさしい気づかいを見せることがある．このような行動は，普段は突っ張って，舐められないように威嚇し，強面でやさしさを排除するような態度をとっているため，バランスをとっているようでもある．

　このような患者には，決して見下すことなく人として尊重し，このような思いを持っていることを理解して関わると，鎧の裏にあるやさしい姿を見せてくれるようになる．強面や虚勢は人を信じられないためのガードであり，暴力的なのは自分を守るためのガードである．虚勢を張る必要がない関係ができたときに，彼らはやさしく人がいい姿を見せてくれるようになる．信頼関係を築けると，彼らの「やさしく人がいい」姿が現れるものである．

　強面でなくても，依存症患者は総じてやさしく人がいい．それは，自信のなさ，見捨てられる不安，人に受け入れられたい思い，人が怖いことなどによる．アルコール依存症の家族が患者を評して，「飲まなければいい人なのです」「本当はやさしい人なのです」と口を揃える．

薬物依存症の家族も患者を評して，「本当はやさしくて，人を気遣って
くれる子なのです」と述べる．

　患者が，「やさしく人がいい」とみえなくなっているのは，依存症に
罹患し，追い詰められて余裕を失っているからであろう．アルコール
の影響を受けているからであろう．周囲から孤立して自暴自棄になっ
ているからであろう．つまり，病気になったために人が変わったよう
に見えるのである．

5. 本当は，気が小さく臆病で寂しがりである

　依存症患者には，対人恐怖的傾向があることは重要な特徴である．
依存症の背景には人間関係の問題がある所以である．彼らは，気が小
さく，臆病で，人が怖く，恥ずかしがりで，寂しがりである．彼らは
これらを恥じて隠そうとする．

　アルコールは，これらの対人的不安を軽減するために使われる．対
人恐怖的傾向が強ければ強いほど，アルコールの効果を強く感じられ
れば感じられるほど，依存症になる可能性は高くなる．基本にこのよ
うな対人恐怖的傾向があることを知っておくと，治療に対して抵抗が
起きたり，自助グループや回復施設につながったりすることの困難が
理解できる．これをけしからんと責めても解決しない．そのもとにあ
る対人不安を軽減する支援が必要である．

　彼らが，不安・緊張を軽減するベンゾジアゼピン系薬剤に容易に依
存するのは，このような対人不安が強いからである．対人不安は，治
療関係の中で時間をかけて解決していけるように支援することが求め
られる．診察場面は，その解決のための場でなければならない．患者
が，安心して癒される場にしなければならない．

6. 本当は，人に受け入れられたいが，受け入れられないと思い込んでいる

　これらは先の項目ともつながっているが，自分は親からさえ受け入
れられる価値がないと思っている．だから，当然他者にも受け入れら
れるはずがないと思っている．

　しかし，親にも他者にも自分を受け入れられたいという思いは強
い．しかし，嫌われることが怖い．見捨てられることが怖い．傷つく
ことが怖い．人に好かれる自信はない．人が怖い．自分はダメだと

JCOPY 498-22950

思っている.

　どうすれば受け入れてもらえるかがわからない. そのため, 一生懸命頑張ろうとする. 人にやさしく気遣う. 頼まれたことは断れない. 女性の場合は男性に尽くそうとする. 対人関係はストレスが高いものにならざるを得ない. 彼らの対人関係は不安と緊張から, 不自然なものとなりぎこちなく, 人と打ち解けられない.

　対人不安・緊張を軽減するためのドーピングとして, アルコールが必要になる. 人と一緒にいるだけでも, アルコールが必要な例も珍しくない.

7. 本当は, 生きていることがつらくて仕方がない

　そもそも対人不安が強く, 人と安心できる関係が結べなければ, 患者は寂しく孤独である. 自信も持てない. 順調に事が進んでいるときは紛れていても, 行き詰ったときは人に助けを求められない.

　アルコールに酔って凌ぐしかない. しかし, それを繰り返しているうちに効果は減弱し, マイナス要因ばかりが強くなってくる. しかし, それらを手放すことはできない. 酔い続けているうちに, 素面でいることができなくなっていく. 素面でいることが怖くなっていく.

　生きることがつらいために, アルコールに酔って凌いできたが, その方法は行き詰まり, 素面でいることがさらにつらくなっている. どうしようもなくなってしまった彼らは, 生きていることがつらくて仕方がない. 誰ともつながっていなければ, 死ぬことを考える. 元々死にたいくらいつらかった人が, 依存症になり, 本気で死にたいと思うようになっていくことは不思議なことではない. それでも生きたいから人に助けを求める. これが回復の契機となる. この機会を治療者・支援者は逃してはならない.

2 アルコール依存症患者を理解した支援

　以上, 7項目について具体的に述べてきた. ここに挙げた特徴は, 不安障害や気分障害などの, ありふれた精神疾患で受診する患者とそのまま重なるのではないだろうか. このような人たちは精神科臨床の場面でよくみる人たちである. さらには, 人間関係に悩む人たちの多

くにみられることでもある．

　依存症患者は，まじめに頑張ろうとするが不安と自信のなさから，周囲の評価が必要以上に気になり，完璧な結果を出さなければと苦しむ不器用な人たちである．誰でもが依存症になりうる．生きにくい人たちが依存症になる．人に安心して頼れない人が依存症になる．

　このことが理解できていれば，適切な治療・支援が自ずと理解できるであろう．飲酒がやめられないことが症状である．苦しいからやめられない．やめさせるのではなく，苦しさや生きづらさを人の支援によって支えていくことが正しい支援である．患者にとっての「命綱」であるアルコールを取り上げることではない．患者が手放せるように支援することである．

　依存症治療において，患者を正しく理解することは最も重要なことである．患者に誠実に向き合い患者を理解しようとする姿勢が，患者の閉ざされた心を開く唯一の方法である．そして，先入観，誤解，偏見に囚われない正しい理解が，患者に対して適切な回復支援を行うための生命線でもある．

❸ 厄介なアルコール依存症患者とは？

　厄介なアルコール依存症患者とはどのような患者だろうか．

　治療者が良かれと思って提案しても抵抗を示し，自分の思うようにしようとする．治療を受けに来ているのによくなりたいという思いが全く伝わってこない．不真面目としか思えない．治療関係が築けない．治療を受け入れないだけでなく，生活上のさまざまな問題も抱えていて面倒なトラブルも起こす．攻撃的・暴力的にもなる．さらには，酩酊時には絡んでくることもある．そのときの執拗さ，捻くれ，暴言などは絶対に許せない，と思うこともあるだろう．身体的な合併症があるのに平気で酒を飲む．身体が悪いのに飲酒をやめず自分で悪くしている．それでいて，困ったときには執拗に助けを求めてくる．

　とにかく手間がかかる．それなのに他人の迷惑や苦労は顧みず自己中心的である．苦労してもよくなることもなく無駄にしかならない．このような状況が続くと，はじめは熱心な治療者も，「自業自得であ

JCOPY 498-22950

る」「自己責任を取らせるべきだ」「もっと痛い目に合わないとわからない」という思いを持つのではないだろうか．治療が困難であることに加え，治療に抵抗する態度を見ていると，「依存症は病気とは思えない」「意志の問題だ」「性格の問題だ」「甘えの問題だ」としか思えない．

　アルコール依存症が重症になると多くの問題を抱えることは当然であろう．健康問題，家族問題，経済的問題，暴言暴力・犯罪，事故など多問題が生じてくる．それでもアルコールを手放さない．治療者がやめさせようとすればするほど，患者が飲酒をやめようとしないことに怒りがわいてくる．これらのすべてが厄介なアルコール依存症患者を形成している．

④ どうして依存症患者は厄介なのか？

　どうしてアルコール依存症患者は「厄介で関わりたくない」のであろうか．具体的に思いつくまま挙げてみる．

- 治療がうまくいかない
- 面倒なトラブルを繰り返し起こす
- 手間がかかる
- 暴力的である
- 無理なことを要求してくる
- 依存的で自分で動こうとしない
- 治療者に敵意を向けてくる
- 治療者の指示に従わない
- 治療動機が乏しい
- 治療意欲が乏しい
- 人を信用しない
- 治療関係が築けない
- 家族がないかあっても協力が得られない
- 生活上のさまざま問題を伴う
- 身体的な問題を伴う
- 繰り返しやめるように言ってもやめない

- やめようともしない
- 嘘をつく
- 約束を守らない
- 意志が弱い
- 屁理屈を述べる
- ひねくれている
- すねたり逆恨みしたりする
- だらしない
- 問題が起きているのに認めようとしない
- 態度が悪い
- 酔って絡んでくる
- 自己中心的である
- 性格が悪い
- 他の患者やスタッフに迷惑をかける
- 家族を苦しめる
- ストレスに脆すぎる
- 人格破綻している
- 治療薬が効かない
- 薬をまじめに飲まない
- 外来のキャンセルが多い
- 転倒による外傷が多い
- ケンカして警察沙汰になる
- 飲酒運転をして事故を起こす
- 治療の仕方がわからない
- 所詮アル中はなおらない
  ……

　他にもまだまだあるかもしれないが，一般的にはこんなものだろうと思う．これらは，筆者がかつてアルコール依存症患者に対して抱いたネガティブな思いである．読者の多くの方は，何度か患者の対応に嫌な思いをして，陰性感情を募らせていったという経験を持っているのではないだろうか．依存症患者をどうできるかは，患者ではなくこ

JCOPY 498-22950

ちら側の問題である.

アルコール依存症患者はとても多い. 先に述べたように, 治療につながっていない患者は, つながっている患者の 20 倍にも達すると推測されている. 診断されていないアルコール依存症患者は, 社会にあふれている. 診療場面でなくても飲酒問題を持つ人から嫌な思いをさせられた経験はあるだろう. ましてや, 診療場面では避けたくても避けられない場合も少なくない. 酔っていれば面倒であることこの上ない. 酔ってくだを巻く患者は, いうことは聞かずさまざまな面倒を引き起こし手に負えない. 警察官も対応には難渋しているという話はよく耳にする.

アルコール依存症患者が厄介で関わりたくない理由を整理すると次のようにまとめることができる.

> 1. 酩酊してトラブルや事故を起こす
> 2. 酩酊して治療者にも絡んでくる
> 3. 暴力的・反抗的である
> 4. 治療意欲が乏しい
> 5. まじめに治療に取り組まない
> 6. やめるように言ってもやめない
> 7. 嘘が多く否認が強い
> 8. 治療の仕方がわからない
> 9. 自己中心的で性格が悪い
> 10. 身体的に深刻な問題を抱えやすい

このような患者は, たとえアルコール依存症でなくても誰もが相手にしたくないであろう. もちろん, アルコール依存症患者がみんなこのような問題を持っているわけではないが, 一度でも治療現場でこのような経験をすると, 治療者に拒絶反応が起こるものである. 日常生活において, 治療者の家族や身内にこのような人がいたならば, たいへんであろう. 接客業やサービス業においても問題のある面倒な客である.

誰もが嫌な思いを抱く患者を相手にすることは，治療者であっても敬遠するのは当たり前のことと言えよう．治療者が悪いわけではない．手間がかかり治療してもよくなる確率が低いならば，あるいは治療に協力的でないならば，「うちでは診ません」と言いたい気持ちもよく理解できる．低姿勢で従順な患者に慣れた治療者は，自分に従わない患者や反抗してくる患者は許せない．そのため，さらに拒絶を強めるであろう．

　筆者にも，アルコール依存症患者に陰性感情を募らせた経験は，これまで嫌というほどあった．そして，こちらが陰性感情を募らせれば募らせるほど，患者はなおさら「嫌な患者」へと変化していった．

　しかし，先に挙げた問題の多くは，アルコール依存症の症状であり，共通した特徴でもある．これらの問題に適切に対処できなければ治療にならない．そして適切に対応できたならば，患者は「奇跡」のように変わることを知った．このことは筆者にとっても驚きの経験であった．「適切な対応」とは何か．それについて本書で詳しく述べていきたい．

❺ 依存症患者にとってアルコールとは？

　アルコール依存症患者が治療者にとって「厄介で関わりたくない」患者になる理由をみてきたが，そもそもアルコール依存症患者にとって，アルコールとはいったいどのようなものなのであろうか．ここから理解しないと依存症患者の思いは見えてこない．

　アルコール依存症患者にとってのアルコールとは何なのか．これも思いつくまま列挙してみる．依存症が進めば進むほどこの傾向は強くなっていく．

- 万能薬
- 精神安定剤
- 睡眠薬
- 気分を変えてくれるもの
- 不安や緊張を解してくれるもの
- リラックスさせてくれるもの

16

- 疲れを取り除いてくれるもの
- 寂しさを紛らわせてくれるもの
- 現実逃避をさせてくれるもの
- ごほうび
- 癒してくれるもの
- 心の痛みを麻痺させてくれるもの
- つらい気持ちを忘れさせてくれるもの
- 生きるための活力
- 気を大きくしてくれるもの
- 言いたいことが言えるようにしてくれるもの
- やる気を出させてくれるもの
- 健康よりも大切なもの
- 家族よりも大切なもの
- 命よりも大切なもの
- 何より大切なもの
- それなしでは寂しくていられないもの
- それなしでは生きていけないもの
- なくてはならないもの
- 命綱

 ……

 アルコールへの依存が進めば進むほど，アルコールの重要度は増し，患者はアルコールなしでは生きていけなくなる．何よりも大切なもの，生きるためにはなくてはならないものとなる．仕事よりも，友人よりも，健康よりも，家族よりも，信用よりも，プライドよりも，命よりも重要なものとなっていく．それほど重要なものであるアルコールを，患者は容易に手放せるわけがない．まずここを治療者・支援者は知っていないと患者の行動を理解できないであろう．大切なものの優先順位が病的に変わってしまうことが依存症患者の大きな特徴である．

 とすると，アルコールをやめるということは，断酒するということは，何よりも大切なものを，生きていく上で不可欠なものを，自ら手

放す決心をしなければならないことになる．それは大変なことである．容易にできることではない．

これをたとえるために，次のようなストーリーで説明したい．

ストーリー1

　ある孤独で寂しい思いを持った男の子がいたとしよう．そんな彼が，ふとしたきっかけから，素敵な女の子に出会った．彼はすぐにその女の子を好きになった．好きで，好きでたまらなくなった．寝ても覚めても彼女のことで頭がいっぱいになった．彼女がいれば他に何もいらなかった．ドキドキしたが勇気をもって告白した．思いが通じて蜜月の時期が続いた．彼はこれまで感じたことのない喜び，幸せ，癒し，充足感，生きていてよかったという心満たされた思いを持つことができた．他の何ものよりも大切になり，辛いことがあってもすべて彼女のことを考えれば吹き飛んだ．このような日々が続き，彼にとって彼女はかけがえのない存在となっていった．そんなバラ色の日々であったが，そのうち次第に2人の間に行き違いやケンカが起きるようになる．彼女から嫌われる不安，彼女がいなくなる不安が募り生きた心地がしなくなった．そこへ彼女から別れ話がきた．「彼女がいなくなるなら死んだ方がましだ．彼女と別れるなら死にたい」．彼は何も手につかなくなり生きた屍のようになった．

　周囲は彼女の心はすでに彼にないと諭した．生気を失っていく彼はそれでも彼女のことが諦められなかった．彼女と付き合うようになって初めて生きる喜びを感じた彼は，また一人になることで，再びあの味気なく寂しい日々に戻ることが耐えられなかった．彼女と会っていなければこんな思いになることはなかったかもしれない．彼女とうまくいっていたときの高揚感，満足感，幸福感を知ったために，彼はそれを失うことに耐えられなくなっていた．すでに彼女の気持ちは冷めているのに諦めることができない．周囲は彼女を諦めてまた新しい彼女をさがせばいいよ，とい

う．しかしそんなことをできるはずがない．彼女への思いにしがみつく彼に呆れた周囲の人たちは，口々に彼を批判するようになった．彼はさらに孤独になった．生きる希望を失っていった．それでも彼女を忘れることはできなかった．彼女といたときが最も幸せであったから．幸せな日々を思い出しては今日も彼女への思いを断ち切ることはできないのであった．

彼はアルコール依存症患者であり，彼女はアルコールである．彼女を諦められない彼を，周囲は責めたり嘲笑したり蔑んだりする．そうすればするほど彼は孤立して彼女との思い出にしがみ付くことになる．そして彼は病んでいく．

アルコール依存症患者にとってのアルコールとは，このようなものなのだと思う．

ストーリー 2

アルコール依存症患者を，荒海に浮き輪一つで漂流する者にたとえよう．彼は浮き輪に必死にしがみついて生き延びようとしている．人が大勢乗っていたボートでは，人間関係が苦しくていたたまれず，浮き輪一つを抱えて自ら海に飛び込んだ．はじめは苦しい人間関係を離れて快適に感じたが，徐々に孤独で寂しくなってきた．そのうち海は荒れてきて浮き輪だけが命綱になった．この浮き輪を手放してしまうと死んでしまうだろう．何度も手を放して死んだほうが楽かもしれないと思った．それでも浮き輪は唯一の味方であった．

そこへボートが近づいてきた．ボートに乗った大勢の人たちの中には家族もいた．ボートのみんなは，一人浮き輪をもって海に飛び込んだ彼を責めた．自業自得だと口々に攻め立てた．「そんな浮き輪なんか捨ててしまえ！」と責められ，浮き輪にしがみ付く彼を攻撃した．そして，無理やりその浮き輪を取り上げようとしてきた．彼は恐怖を感じて必死に抵抗した．浮き輪を取られたら生きていけない．浮き輪は彼の命綱であった．周囲の人たちは，

そんなことは無視をして，「そんな浮き輪にしがみ付いていたら死んでしまうぞ」と強引に浮き輪を取り上げようとする．彼にとってみんなは敵以外の何者でもなかった．浮き輪を手放しては生きていけない．その浮き輪をみんな悪者扱いする．彼はもう浮き輪があっても安心できないことはわかっていた．しかし，それ以外に生きていく方法がわからなかった．

　ボートに乗っている人たちは，「こっちにおいで」と手招きする．しかし，人は彼にとって自分を傷つけた信用できない連中であった．そのなかに，一人やさしい表情で「もうあなたは十分頑張ったのだから，ボートに戻っておいで．誰もあなたを傷つけないよ．味方だよ」と語りかけてきた．簡単には信用できなかった．なぜならこれまで人に何度も裏切られて傷つけられてきたからであった．ボートの一人は，それでも諦めずに語りかけてくれた．彼はその人を信じたかった．でも怖かった．浮き輪を本当に手放していいのだろうか．人より浮き輪を選んで荒海を漂流してきた彼であったが，身体も心もすでにボロボロであった．

　「助けて！　助けて！」．彼ははじめて心の底から叫んだ．彼はボートに移ることを選んだ．浮き輪に頼って生きることはもはや限界にきていた．そのことは誰よりも彼自身が知っていた．しかし，誰かに浮き輪を取り上げられることは耐えられなかった．恐怖だった．ボートの人たちは怖いけれど信じてみようと思った．恐る恐るボートに手を伸ばし浮き輪の手を離した．海に突き落とされる不安に身がすくんだが，その人がボートの先端に立って，笑顔で彼の手をしっかり握ってくれた．彼はボートに移った．「よく戻ってきたね．君は仲間だよ」．ボートの人たちは優しかった．温かかった．彼を歓迎してくれた．彼は涙が止まらなかった．ずっと寂しかった．孤独だった．死にたいと何度も思った．しかし彼は生き延びた．それだけではなく，人を信じられるようになった．人に癒されるようになっていた．

　アルコール依存症患者にとって，アルコールは荒海を漂流する際の

浮き輪のようなものである．つまり命綱である．私たちは依存症患者の浮き輪を無理やり取り挙げてはいけない．逆に恐怖からしがみ付くであろう．これまで彼を支えてきた浮き輪に代わるものを私たちが提供できるか否かが問われている．ボートに移ってもらうためには，彼の思いに耳を傾け，敬意をもって根気強く語りかけ続けることであると考えている．

６ 依存症患者の背景にある 6 つの特徴

筆者は，依存症患者の背景には，「自己評価が低く自分に自信を持てない」「人を信じられない」「本音を言えない」「見捨てられる不安が強い」「孤独で寂しい」「自分を大切にできない」の 6 項目に示されるような人間関係の問題があると考えていることは先に述べた．これらは性別や年齢，使っている物質の種類に限らず共通したものである．重要な視点であると考えているので，表 1 （再掲）に示す．これらは，臨床場面においてひとり一人の患者に対して，話を詳細に聞き取る作業を続けている中で気づいたものである．そして，依存症が進行すればこれらの 6 項目は悪化していくこともわかった．

依存症の根本には遺伝的な要因，生育的な要因，環境的な要因，心理的な要因，文化的な要因など，多岐にわたる要素が関係している．そのなかで，結果として最も大きな要因がこの人間関係の問題・生育環境の問題であると考えている．そして，治療の立場からみても，背景にある人間関係の問題に焦点を当てることで解決策が見いだせる．つまり，この 6 項目に示されるような人間関係の問題の改善に取り組

表 1　依存症患者の背景にある人間関係の問題 （再掲）
1．自己評価が低く自分に自信を持てない
2．人を信じられない
3．本音を言えない
4．見捨てられる不安が強い
5．孤独で寂しい
6．自分を大切にできない

むことで，依存症からの回復が可能となる．

　依存症患者は総じてこれら6項目を満たす．筆者の外来を受診してくる患者に対して，初回診察時に確認すると，ほとんどの患者がすべての項目が当てはまると答えてくれる．それも程度は深刻な例ばかりである．依存症患者を理解する際には，この項目を念頭におきたい．そうすると，患者がどうしてそんなことをするのか．どうしてそんなことを言うのか．それが理解できると思う．

7 依存症患者の背景にある「人間不信」

　アルコール依存症患者にとって，アルコールはただのアルコールではない．どうして患者にとってアルコールがそこまで重要なものになったのであろうか．

　アルコールは他の薬物同様，手っ取り早く気分を変えてくれるものである．依存性物質は総じて人が「快」と感じる気分の変化をもたらすものである．「快」の気分を感じたことのない人は，その物質に嵌ることはない．つまり依存することはない．人は「快」な気分にしてくれるものにしか嵌らない．

　アルコール依存症患者がアルコールに求めるものは何だろうか．一般的には，先に述べたようなリラックスする，不安緊張を解す，神経を休めるなどの効果がある．当然，不安や緊張が強い人にとっては望ましい効果を期待できるであろう．これは理にかなったことである．ただ問題は，コントロールを失う程度にまでアルコールを求めることである．飲酒による酩酊を必要とする程度が「異常」ということでもある．依存症患者にとって，アルコールは精神安定剤であり睡眠薬であり，生きていくためのドーピング薬である．そして彼らのストレスの多くは人間関係から発するものである．

　つまり，アルコール依存症患者は，人間関係が「人から癒される基盤」ではなく，「ストレス発生の元」になっていると考えられる．どうして人間関係によって癒されるより，追い詰められることになるのであろうか．それは一言でいうと，「人間不信」が強いからである．人を安心して信じることができないからである．人から癒されないと，人

JCOPY 498-22950

は苦しいときに自分を癒してくれるものを求める．それが人でなければ，物質になることが多い．その物質が気分を変えてくれる依存性物質である．アルコールはその代表である．

⑧ 厄介な患者ほど人間不信が強い

　厄介な患者ほど人間不信が強いということは，理解してもらえると思う．人間不信が強いと，人の言うことを受け入れられない．むしろ反対の方向に向かおうとさえする．人の言うことを聞かない．だから人ともトラブルになりやすい．人間不信が強いということは，猜疑心が強いということでもある．人との関係は人を疑うことから始まる．騙されるのではないか，傷つけられるのではないか，馬鹿にされるのではないかと，常に対人関係は緊張が強いものになる．打ち解けられない．よそよそしい．こんな人とは誰も打ち解けられないであろう．人は警戒する．信用ならない人，何を考えているかわからない人と思うであろう．その態度を見て厄介な患者はさらに厄介な患者となっていく．

　患者は，人との間に厚い壁を作り，自分の領域に入ってこないように，傷つけられないように自分を守る．誰も信じられなければ当然孤独である．寂しい．心細い．しかし周囲は敵である．人は敵である．信用ならない．一人殻に引きこもっているうちに健康を損ね，症状や問題行動が起きてくるようになる．そしてさらに追い詰められていく．アルコールを使って気分を変えて凌ぐしかない．それしかできないのである．人間不信は人を孤立させ，人とのつながりを分断させ，生きる力を奪っていく．

　そんな人が患者として登場しても，人間不信の硬い殻が容易に拭い去れるわけはない．殻は鎧兜のように患者を覆っており，本来の姿を見せてくれるまでには時間がかかる．彼らに，「治療者は敵ではありませんよ．決して傷つけませんよ．味方になりたいのですよ」と本心から思い，そのメッセージを伝え続けるしかないのである．患者も苦しいから助けて欲しいのである．ただし，信じることが怖くて「助けて」とは言えない．人ではなくアルコールに向かうということはそういう

ことである．そして依存症が進行していく．

⑨ 患者は不安で苦しんでいる

そんな人間不信が強い依存症患者が，助けを求めて医療機関を訪れるということはよっぽど苦しいのだと理解する必要がある．「ちょっと相談してみようと思って」と余裕があるように見せていても，実は不安で苦しくてしょうがないことが多い．弱みを見せられないからである．頼ることが怖いからである．

どんな思いで助けを求めてきているのかを治療者は理解していないと，見当違いな対応をしてしまう．信用できなくて怖いのだけれど，自分ではどうすることもできなくて来院する．それは家族に無理やり連れて来られた場合であっても同じである．まったく受診の必要がないと思うのであれば，受診を拒むことはできたはずである．嫌々でも受診するということは，患者はよっぽど苦しいのである．

患者は苦しいから助けを求めて来たのである．治療者は怖いけれどよくしてもらいたいという切羽詰まった状態であることが多い．その苦しさを十分理解して，温かく落ち着いて笑顔で「ようこそ」と迎え入れることは，治療者として必須の態度である．患者に不信感を抱かせるようなことがあってはならない．言葉一つ，態度一つでつながろうとしている細い糸はあっけなく切れてしまうかもしれない．一度切れたら二度と現れてくれないばかりか，他へも援助を求めなくなってしまう危険性さえある．そのことを治療者は留意しておかなければならない．一本の細い糸を大切に育てていくことが何より治療的に重要である．

依存症の治療は，このように一本の糸から始まる．とてもデリケートで儚い糸であるが，患者が生きていく上で大切な，大切なものであることを忘れないようにしたいものである．

⑩ どうして患者は素直でないのか？

どうして患者は素直でないのか．ひねくれているのか．嘘をつくのか．天邪鬼なのか．もう答えはおわかりであろう．それは人間不信が

24

強いから，人を信じられないから本音を正直に言えないのである．苦しいのに苦しいと言えない．助けて欲しいのに助けてと言えない．死にたいくらいつらいのにつらいと言えない．酒をやめたいのにやめたいと言えない．自分でどうにもできなくなっているのに，まだ大丈夫と嘯（うそぶ）いてしまう．

　依存症治療の現場や自助グループのミーティングでは，さかんに「正直な思いを話しましょう」と繰り返される．「腹を割って自分の本音を話せること」が重要な課題であるとされる．「素直」というのは従順とは異なる．自分に正直になれるということである．自分をごまかさないということである．

　逆に，素直になれないということは，相手を信用できていないということである．人を信用できるようになる第一歩として，正直な思いを話せるようになることが挙げられる．依存症患者が回復してくると，正直な思いを話せるようになり，謙虚さがみられるようになり，感謝の気持ちが語られるようになる．そのときには，根深い人間不信から解放されている．そして人に癒され，アルコールに酔う必要はなくなっているはずである．

　アルコール依存症からの回復とは，患者が「アルコールに酔って苦痛を紛らわせること」から，「人と信頼関係を築いて人に癒されるようになること」に置き換えることであるとも言えよう．

⑪ どうして患者は強がるのか？

　この問いも読者の皆さんにはすでにおわかりのことと思う．人が怖いから，傷つけられることが怖いから，弱いと見破られたくないから，大した奴ではないと見捨てられたくないから，自信がないから，依存症患者は強がる．虚勢を張る．そもそも飲酒して酔うこと自体虚勢を張っている行為でもある．自信のなさを取り繕うための飲酒も少なくない．

　飲酒すると気が大きくなる．素面では言えないことを言葉にして言えるようになる．このこと自体，気の小さい人にとっては「魔法の薬」のようなものである．アルコールの魔力に取りつかれる一因にこのよ

うな効用が考えられる．だとすれば，素面で自分の言いたいことを言えるようになれば，アルコールは必要なくなる．依存症患者がアルコールを手放せないのは，それだけの効用があるからである．その効用も認めてあげないと患者に寄り添うことはできない．

　治療者は，患者が強がらなくても，「あなたのいいところはよくわかっていますよ」という思いで，患者のいいところを探してでも見つけ，折に触れてそのことを言葉で伝えていくことが必要である．患者は自信がないから強がっているのである．怖いから強がっているのである．患者を尊重した態度が不可欠である所以である．ここまで苦労して一人頑張ってきた患者に対して，敬意を持って人として評価することから治療関係は築かれていく．

　敬意を払うということは，言葉や態度だけではなく，治療者が心から患者に敬意を持ってきちんと向き合うということである．その意味では，治療者が試させていると言っても過言ではない．

⑫ どうして患者はいざというときに飲むのか？

　どうしてアルコール依存症患者は，いざという大事なときに飲酒するのであろうか．「どうしてこんなに大切なときに酒なんか飲むのだろうか」と嘆く家族の言葉をしばしば聞く．

　実はこれは当然のことである．患者のよりどころがアルコールだからである．アルコールにしか頼れないからである．アスリートがドーピングしていた場合，いざという重要な大会では当然ドーピングするであろう．ドーピングしなければ戦えなくなっているからである．結果を出さなければならないと追い詰められたアスリートほど，いざというときにはドーピングが不可欠なのである．

　アルコール依存症患者は，重要なときほど，不安が強いときほど，自信がないときほど，プレッシャーが大きいときほど，アルコールなしでは戦えないのである．とっくに限界にきている患者を何とか持たせてきた場合もあるだろう．しかし，依存症患者は，依存症の状態が続けば続くほどストレスに弱くなっていることを治療者は知っておく必要がある．

JCOPY 498-22950

それは，ドーピングを続けているうちにアスリート本来の力が低下していくことと似ている．アルコールに頼っているうちに，患者が素面で問題に対応する力が信じられないくらいに低下しているのである．それは驚くくらいに極端なこともある．依存症になっているうちに，「こんなこともできなくなっているの？」という状態に陥っていく．筆者は，このことが依存症の目に見えない最も重要な問題であると思っている．

⑬ どうして患者は死にたくなるのか？

アルコールに限らず，依存症患者は「死」に親和性がある．なぜなら誰も信用できていないからである．人と信頼関係が築けていないからである．孤独だからである．誰ともつながっていないからである．人は人とつながって生きていける．そのつながりがなければ，患者は苦しい．助けを求めることができない．人とのつながりが一本でも残っていれば，人はなんとか生きていける．一本もつながっていなければ，人はあっけなく死を選ぶことがある．

依存症患者は人と信頼関係を持てない人である．先の6項目の問題を抱えている人である．実際，アルコール依存症患者，薬物依存症患者のいずれも希死念慮を持つ割合が高く，同様に自殺企図歴を持つ例の割合も驚くほど高い．筆者らが行った患者調査の結果を　表3　に示す．

表3　依存症とうつと自殺の関係
当センターの患者調査より（成瀬2016）

アルコール依存症患者
* 「うつ」の既往：　78.0%
* 過去の希死念慮：73.2%
* 自殺企図歴：　　55.0%

薬物依存症患者
* 「うつ」の既往：　79.0%
* 過去の希死念慮：90.3%
* 自殺企図歴：　　59.7%

---

⑭ どうして患者は素直に SOS を出せないのか？

　アルコール依存症患者は人に助けを求めることができない．それは人を信じられていないからである．人が味方だと思えないからである．SOS をだすということは，自分の弱みを見せることである．人を信じられないのに SOS をだせるわけがない．自分の不甲斐なさを認めることになる．患者にとっては全面降伏しているようなものである．傷ついたプライドが許さない．だから最後まで強がらないといけない．素直に SOS をだしたら何をされるかわからない．SOS をだすとしても身内の女性に対して金銭の要求を繰り返すばかりである．精神的な SOS をだすことはできない．

　結局，患者は一人で孤独に頑張るしかない．人が怖くて人に委ねられない．いつも気が抜けず緊張を強いられる．自分でできることを自分でやることは当たり前として，自分ができないことは人に手伝ってもらおうというは発想がない．味方などいない．だから自分が頑張れなくなったときは，「おしまい」なのである．唐突に死を選ぶ患者もいる．人に援助を受けることができない，SOS をだせないとはそういうことである．人間，一人で頑張るには限界がある．SOS をださない人は脆い．

⑮ 患者には頑張っていた時期が必ずある

　アルコール依存症患者は人に頼れない．頼るとしても家族や身近な人，それも母親に金銭的な援助を求めたり，妻に面倒な手続きを頼んだりするばかりで，心を開いて相談することはできない．それは人を信じられないからである．人を信じられないとすべて自分で頑張らないといけない．患者は人に頼れないために自ら全力で頑張るしかなかった．不安だから手を抜けずいつも緊張して頑張ってきた．苦しかったが頑張っていないと不安で仕方がなかった．しかし，常に全力で頑張ることは不可能である．マラソン大会に出場して，スタートと同時に 100 メートル走のように全力で走り続けるしかなかった．当然，限界が来る．限界が来て走れなくなった時，また傷つき挫折を経

JCOPY 498-22950

験する．このようなことを何度か繰り返し戦意喪失となる．この挫折によって無気力な引きこもり状態となることも多い．そしてアルコールの酩酊状態に戻っていく．

　アルコール依存症患者は過剰適応状態で破たんすることが多い．患者は頑張ることが苦しくなってくると飲酒に向かう．そして飲酒によってさらに頑張ることが苦しくなっていく．患者は野球でいえば直球しか投げられないピッチャーのようなものである．ともかく不器用で要領が悪い．それは気持ちに余裕がなく，ただ全力で頑張ることしかできなかったからなのであろう．頑張って結果が出ているときはまだいいが，結果が出せなくなる不安から，手を抜くことができない．いつも100％でなければ不安なのである．このような「しんどさ」が，アルコール依存症の患者にはしばしばみられる．まじめで実直で要領の悪い人たちとして周囲に映ることが多いのはそのためである．

16 生育環境が依存症患者を作る

　彼らは好き好んでこのような生き方をしているわけではない．「しんどい」生き方をせざるを得ないのは，そのような生き方しかできないからである．どうしてそのようになってしまったのであろうか．

　それには彼らの生育環境が大きく影響している．これまでみてきた患者のうち誰一人として，家族や周囲の愛情に包まれてのびのびと安心して生きてきた例は知らない．さまざまな要因はあるとしても，結局は安心安全な生活をこれまで一貫して続けてこられた患者をみたことはない．

　確かに生まれて途中までは幸せな日々を過ごせた人はある．しかし，どこかでその安心できる生活は壊れている．その戸惑いを患者は語ってくれることがある．ただ，圧倒的多数は，幼少時から不安と戸惑いと緊張の中で，身を竦めて家族や周囲の大人に翻弄されて生きてきた生育史を持っている．家庭内での軋轢がそれほどない場合は，家庭外でのいじめを受けてきたりうまく適応できなかったりして傷ついている．仲のよかった親友やグループからの裏切りを契機として，人を信じられなくなってしまったという患者もある．

患者からは，「安心して人を信じられない」「人に傷つけられた」「安全な居場所がなかった」「人を信じてはいけないと思った」「一人で生きていくしかないと覚悟した」という文言を耳にする．このことが依存症へと向かう原点になっている．とくに重症の依存症患者ほど「人間不信」がひどく，傷ついていて人に癒されることができない．

彼らは，その苦境を乗り切ろうと一人一生懸命に頑張る．頑張らざるを得ない．「頑張るしかない」のである．そして，結果を出している人たちもいる．結果を出している時期もある．結果が出ている間はまだ破たんしない．しかし結果がだせなくなる不安にいつも追いかけられている．だから休めない．手を抜けない．車でいえば，いつもトップギアに入れて走り続けることを強いられる．結果が出せなくなったときに，周囲の人たちから「見捨てられる」ことが怖いからである．こうして過剰適応が起こる．そして破たんする．

患者は苦しい．そんな頑張り方をしていたら破たんすることはわかったとしても，そんなやり方しかできない．そして最も恐れていた破たんが起こる．この一連の過程の中で，彼らは人から癒されることはない．人を信じられないから弱みを出すことができない．悩みを打ち明けることができない．ダメな自分を知られたら見捨てられるに違いないと信じているからである．他人にはいいところしか見せられない．その最も恐れていたことが現実に起こることになる．

人に癒されなければ自分で癒すしかない．そこにアディクションが生まれる下地がある．人に頼らず自分を癒す方法としてアディクションに向かう．物質に向かう場合，依存症となる．アルコールと親和性があれば容易に飲酒が繰り返される．そしてコントロールを失いアルコール依存症が誕生する．

⑰ 「孤独な自己治療」としての飲酒

このようにみてくると，アルコール依存症患者にとっての飲酒行為は，「人に癒されず生きづらさを抱えた人の孤独な自己治療」であると思えてくるようになる．患者は人に癒されないから，一人孤独にアルコールに酔うことで仮初めの癒しを求めてきた．生きることが苦しい

JCOPY 498-22950

人，アルコールによる癒しが効果的であった人は，容易に嵌るであろう．

　繰り返し飲酒することによって，それは習慣化すると同時に，アルコールに対して「耐性」ができてくる．つまり，身体がアルコールという物質に慣れてくることにより，その効果が低下してくるようになる．これは専ら生物学的に自然に起こる現象である．「耐性」ができると効果を感じにくくなるため，飲酒量は増える．あるいはアルコール度数の高いものへと移行する．ビールから缶酎ハイになり，缶酎ハイは5％から7％，そしてストロングと言われる9％の商品へと自然に移行する．度数の強いハイボールに移行することもある．さらに4リットルの取手の付いた大きなボトルを家に置くようになる．飲酒量はこうして増えていく．しかし，当初のような快感や効果を得ることはできなくなっていく．飲んでも効果は得られないが，飲むことをやめるともっと苦しい．そして，「飲むも地獄，やめるも地獄」となって初めて医療機関に登場する．これがこれまでのパターンである．

　「孤独な自己治療」が有効な場合はまだいいが，苦しくて仕方がない患者では「孤独な自己治療」の暴走が起こる．「薬が効かないからたくさん飲む，強い薬に変えていく」というたとえそのままのことが起こる．なぜなら，アルコールにしか頼れないからである．アルコールに酔う方法しか知らないからである．

　「孤独な自己治療」は一時期患者を支えてきたが，そこで役割を終えることになる．しかし，他に方法を知らず身に着けていない患者は，アルコールを手放すことはできない．アルコールは，患者にとって「かつての恋人」であり，「荒海の中での浮き輪（命綱）」であるからである．それしか知らないからである．それ以外に効果があるものを経験していないからである．

　「孤独な自己治療」を手放すことの恐怖を，治療者は想像できなければならないと思う．「アルコールはダメ」「断酒しかない」では患者の心に届かないばかりか，心を閉じさせてしまうであろう．アルコールを責めてはいけないのである．飲酒を責めてはいけないのである．患者が自ら気づいて手放せるようになることが大切である．

筆者は，孤独な自己治療の終焉が「依存症の末期」であり，新たな癒しを人から得られるようになることが「回復」であると考えている．

18 患者の「人間不信」の背景を想像する

このような人間不信に至ったストーリーを，それでも一人孤独に頑張ってきたストーリーをほとんどの患者は持っている．そのことを話してくれるか否かは患者によるが，筆者はすべての患者にそのようなストーリーがあると感じている．なかには患者本人が全く気づいていないことも多い．それは安心感，安全感を人から得て生きてきた人たちのストーリーを知らないからである．みんな同じ思いをして生きてきていると思っている患者も少なくない．

そんな彼らの話を聴かせてもらえたなら，感謝の意を伝え，どのように生きてきたか，どんな思いであったかを聞かせてもらい，共感しながら，これまでの経過をたどる．人によっては「普通です」「何の問題もないです」としか語られないこともある．それはにわかには触れられたくない部分であるから急ぐ必要はない．根掘り葉掘り聞かれることに抵抗があるのは当然である．そんな場合，「あなたの助けになりたい．そのためにあなたのことを差し支えない範囲で教えて欲しい」というスタンスで真摯に耳を傾ける．この作業はきわめて重要である．彼らがこれまで話したことのないことを話してもらうことになるからである．急ぐことはない．治療者は謙虚に相手を尊重する態度で対応することを心がける．訊き手のスタンスの基本は，「大変ななか，よく一人でここまで頑張ってこられましたね」「人に頼れなかったあなたにとって，アルコールは唯一の安定剤だったのかもしれませんね」「酒がなかったら，ここまでやってこられなかったかもしれないですね」という態度である．決して患者を責めることがあってはならない．治療がそこで終了するくらいに禁忌である．患者がどんな思いで話してくれているかを想像すると，責められるはずはないであろう．

JCOPY 498-22950

Ⅱ. 厄介で関わりたくない依存症患者に介入する

① 依存症患者の「人間不信」に介入する

　厄介で関わりたくないアルコール依存症患者に介入するということ
は，患者の「人間不信に介入する」ということである．具体的な介入
のコツはあるとしても，患者の人間不信を改善する対応であれば，そ
れは正しいと思われる．人間不信が患者を厄介で関わりたくない患者
にしているのだから，当然といえば当然である．人間不信への介入か
ら外れていなければ，その介入はよい介入であり治療的である．

　「人間不信」が，アルコール依存症患者を厄介で関わりたくない患者
にしていることを念頭に置き，治療者を信用してもらえるか否かが治
療のカギである．逆に言えば，信頼関係を築くことができれば厄介で
関わりたくない患者ではなくなっていく．依存症は回復に向かう．そ
の意味では，治療のターゲットは「アルコール」ではなく「人間不信」
なのである．

② 厄介な依存症患者に具体的にどう関わるか？

1 問題行動のある患者の対応

1. 酔って絡む患者

　酒に酔って絡んでくる患者は，アルコール依存症患者が嫌われる理
由のトップに来るのではないだろうか．依存症でなくても酔って絡ん
でくる人は嫌われる．警察官や救急隊員，救急医療の現場でも，アル
コール依存症患者の酩酊状態の対応は厄介である．筆者も，酔って突
然来院して大声で騒ぐ患者には閉口した経験は少なくない．急に怒り
出したり，暴力を振るおうとしたり，転倒したり，物を壊したりする．

失禁していることもある

　酔って絡んでくる患者は，たいがい素面では自分の言いたいことも言えない小心で臆病な人が多く，普段口にできない不満をいっぱい溜めこんだ挙句に，酩酊下で理性が緩み，感情的に歪んだ表現として表出される．

　また，酔って問題を起こす患者は，人を信用できない人でもある．先にも述べたが，アルコール依存症患者は，「自己評価が低く自分に自信を持てない」「人を信じられない」「本音を言えない」「孤独で寂しい」「見捨てられる不安が強い」「自分を大切にできない」の6項目の問題を持っている．アルコール依存症患者の飲酒は，「人に癒されず生きづらさを抱えた人の孤独な自己治療」という視点からみると，患者がそうまでして飲酒せざるを得ない理由が見えてくる．

　酔って絡んでくる患者の対応としては，普段から不平不満を言葉にして吐き出させることである．それを治療者は支援する．その基盤となるのは，そんな依存症患者の背景を理解して，時間をかけてでも信頼関係を築いていくことである．信頼関係を築いて人に癒されるようになると，本音を話してくれるようになる．そして状況は改善する．このことは自助グループや回復施設の実績が示している．

　絡まれた際の対応としては，「決して患者を見下したり小馬鹿にしたりしないこと」である．彼らは恥をかかされることを最も嫌う．他者から馬鹿にされたと感じたとき，激しく攻撃性を高める．それだけ劣等感が強いということでもある．とにかく刺激しないことである．人格否定するような言動は禁忌である．こんなときこそ患者を責めずに誠実に接すると，患者は酔っていても通じることが多い．そして，可能であれば，よい点を探してでも見つけて褒めることである．褒めることが見つからなければ，治療を求めてきたこと自体を評価することである．

　「何とかしたいと思って来られたのですね」「できるなら酒をやめたいと思っているのですね」と確認して，そのことを評価する．突然来院して治療を求めるが対応できない場合などは，5分でも10分でも時間を取れれば，訴えだけでも聞いて，「せっかく来られたのに，申し

34

訳ありませんが今日は時間を取れません．○日か△日ならゆっくり時間を取りますのでぜひ来てください．私が対応しますから」などと伝えて，紙に大きく予約日と時間を書いて渡す．どうせ酔っ払いだからと迷惑そうに対応しないことである．そのような態度に対して患者はとても敏感である．火に油を注ぐことになりかねない．逆に酔って詳細を覚えていなくても，丁寧に対応してもらえたという印象が残れば，後に関係を築きやすくなる．酔っ払いこそ馬鹿にしてはならないのである．

アルコール依存症患者の典型例は，人から認めてもらおうと，まじめで頑張り屋で仕事熱心であったが，不器用で要領が悪く人とうまくやっていけない．苦しくなったときの癒しとして飲酒をしてきた．過剰適応を支えるドーピングとして飲酒をしてきたようなものである．そのような患者が破たんして生きづらくなっている姿が，「酔って絡んでくる患者」として表現される．世の中を恨み，周囲の人間を恨み，自分を恨み，自己憐憫と自責に塗れた患者であっても，一人の尊厳ある人として敬意をもって当たり前に関わると変わるのである．決して容易なことではないが，治療者が患者を理解しようとして誠実に関わり続けると，患者は変わり始める．治療者は，焦らず，しかし身体を気遣い寄り添っていくことが大切である．

ここで，当たり前のことであるが重要なことを述べておきたい．治療者一人から関わりを始めたとしても，治療スタッフが一人ふたりと支援に加わらなければ，その関係は危うい．一対一の関係が壊れたとき，治療の基盤はなくなる．複数のスタッフが患者の理解と対応を共有し，チームとして関わっていけると格段に治療は安定し，治療的雰囲気がよくなる．逆に患者と治療者が一対一対応の枠を広げられないと，患者と治療者が周囲から孤立してしまいかねない．治療者と他の治療スタッフが分断されていては治療にならない．治療者が他の治療スタッフといかに良好な関係にあり，価値観を共有できているかが重要である．一人の治療者が燃え尽きることを防ぐためにも，治療の安全弁としても，多様な側面からの援助を可能にするためにも，このことは大切である．人との関わりが良好なつながりを育んでいくのであ

れば，それはきわめて治療的となる．

　このような対応を行っても一向に興奮は収まらず大声を出したり迷惑行為を続けたりして，他の患者の治療に悪影響を及ぼす場合は放置できない．これ以上騒いでいると警察を呼ばざるを得ないことを伝えたうえで，聞き入れられなければ警察に保護を依頼する．その場合でも，その後も治療を継続できるように配慮したい．酩酊して絡むのは症状だからである．

2. すべてに反発する患者

　すべてに反発する患者もしばしばみられる．何を言っても反発であり，言っていることも矛盾だらけである．なぜなら正しいか否かではなく，専ら感情の問題だからである．何もかも反発したい．おもしろくない．人からあれこれ言われたくない．そんなことを言われなくてもわかっている．だがそのようにはしたくない．

　このような患者は，治療者に反発するだけでなく，当然家族にも反発する．自分に関わるすべてのものに反発している．社会にも反発しており，自分自身にも反発している．すべてに不信感を募らせ，あらゆるものに攻撃性を向けている．誰も近づけさせない雰囲気を見せている．

　虐待された動物が近づくあらゆるものを敵だと認識して牙をむく様子に似ている．患者は孤独で傷ついている．誰も味方なんかいないと絶望している．このような患者の対応はシンプルである．「敵ではありませんよ」と穏やかに，患者のテリトリーを脅かさず，何事も強要せず叱責せず，関わることである．

　患者は味方を求めている．それなのに誰も信じられないから反発しているだけである．信頼に足る味方であると認識できたときには，まったく別の顔を見せてくれるものである．味方であると感じてもらえると，こちらの提案を受け入れてくれるであろう．このような患者に対しては，患者の不安と孤独に共感できる治療者でありたい．

3. 家族や身内に威張る患者

　家族や身内にやたらと威張る患者はしばしばみられる．先に述べた「すべてに反発する患者」と異なるのは，外の人間に対してはやたら愛

想が良く低姿勢であることである．極端な内弁慶といえよう．診察場面では，外と内の人間に対する態度のあまりの違いに驚くこともある．診察する筆者にはペコペコするくらいに低姿勢なのに，家族が口を挟むと人が変わったかのように怖い表情をして家族を睨んで制する．家族に都合の悪いことを言われないように警戒している．

　このように家族には上から目線であり，家族以外の者には低姿勢で言いたいことも言えない患者は多い．たぶん職場でも言いたいことが言えないのであろう．その分ストレスをため込んでいる．そのままでは耐えられないので，仕事が終わるとすぐに飲酒に向かう．溜まりにたまったストレスが，酩酊により理性が利かなくなり発露される．「飲むと別人」「外面がいい」「飲まなければいい人」「二重人格」などと家族が指摘するのはこのような患者である．酒乱にもなりやすい．暴言暴力も家族に対して向けられる．彼らは上下関係に敏感でもある．素面では上司に不満をぶつけられない．同僚にもなかなか言えない．アルコールが入ると同僚には愚痴が出る．自宅に帰ると家族に暴言を吐く．

　このようなことは，アルコール依存症患者にはしばしばみられ，家族が陰性感情を募らせる要因になっている．患者は外の人が怖い．自分より上の人が怖い．外や上の人に批判されることが怖い．だからいい顔をするし批判はできない．しかし，家族は自分より下に見ている．家族に批判されても怖くない．外でがまんした反動が家の中で出る．弱い者いじめと同じである．「ずるい，臆病，人間が小さい」などと言われるのはそのためである．

　患者には，安心して素面で本音を吐き出せる場所が必要である．自助グループがその役割を担っているが，そこにつながることは容易ではない．まずは少しずつでも本音を話してもらえるように治療者が関わることである．そのためには，決して責めずに正直な話をしてくれた際には礼を言って評価する．素面で本音を話せることの大切さを理解してもらうことが大切なのである．

4．飲酒問題を指摘すると激昂する患者

　飲酒問題を家族などから指摘されると激昂することも多い．これは

「家族や身内に威張る患者」に通じる特徴である．加えて，飲酒問題に触れられたくないという思いが強い．なぜか．飲酒問題が明らかになると都合が悪いからである．診察場面で，患者は懸命に飲酒問題を過少評価しようとする．飲酒量しかり，飲酒によって起こったけがや事故しかり，健康障害や欠勤に至るまで，「まだ大丈夫」と強調することが常である．

　たとえば初診時に飲酒量を尋ねた際，患者は「せいぜい 2 合です．多くて 3 合飲むこともありますけれど……」などと答えると，すかさず家族は「何を言っているの！　いつも 1 升飲んでいるでしょう．嘘言わないで！」と口を挟む．そんなときに患者は激昂する．隠していた嘘が暴かれたことになる．これまでにどんな飲酒問題があったかを尋ねても，患者は「そんな問題はないですよ．こいつ（家族）が心配しすぎなんですよ！」と取り繕おうとする．家族は，溜め込んだ不満と怒りをここぞとばかりに吐き出す．次々と家族から飲酒問題が暴かれると，激昂するか苦虫を噛み潰したような顔をしてソッポを向いている．こんな光景を筆者は繰り返し見てきた．

　患者の心理は，「都合の悪い事実を医者に知られたら断酒を強要されるであろう．そうなるとますます酒を飲むことを責められる．何としてでも酒を取り上げられたくない」というものであろう．このような患者には，家族から情報を得ても家族と共同して患者を責めるのではなく，控えめに懸念を示し，「ご家族が心配されているようですから，この先問題が大きくならないように一緒に考えていきましょう」と伝えればよい．患者の前で飲酒に関する事実を詳細にわたって明らかにするメリットはない．情報を得るためには家族と別個に面談すればいいのである．要は家族から何を聞いても患者を責めないことである．そして家族の苦労と心配を労うことである．治療者が家族と組んで患者を責めることは，治療からの脱落を招くことになりかねない．

5. 酔って暴言・暴力がある患者

　酔って暴言，さらには暴力がある患者は，「酔って絡む患者」とともに，最も厄介で関わりたくない患者である．理性が麻痺して本能がむき出しになっている．不満が噴出し攻撃性が高まり感情的になる．そ

JCOPY 498-22950

もそもアルコールは人を暴力的にする物質である．中枢神経抑制作用のあるアルコールは，脳の働きを麻痺させる．最初に麻痺させるのが理性をつかさどっている大脳新皮質である．だから本能の暴走を抑えられなくなる．ただし，飲酒した人がみな暴力的になるわけではない．普段から理性で不満や怒りを無理に抑制している患者が，飲酒して酩酊状態になった際に暴言や暴力が起きやすい．アルコールは一部の患者にはきわめて危険な依存性物質である．実際に，飲酒による酩酊下による暴力で人生を棒に振った人は少なくない．

患者が不満や怒りや恨みや人間不信を抱えていることが問題なのである．これらの感情を抑圧していることが問題なのである．逆に，素面で抑圧しているから苦しいのである．苦しいから酩酊を求めて飲酒するのである．だからコントロールができなくなっていく．彼らはアルコールの味を楽しむことはない．専ら酩酊によって張り詰めた神経を緩和させたいのである．リラックスしたいのである．余裕がないからすぐに効果が表れるアルコールを求める．結果として，アルコールなしでは生きていけなくなっていく．

酔って暴言暴力を引き起こす患者は，メンタルヘルスに大きな問題があると考えられる．感情のコントロールも行動のコントロールもできないということは，素面で大きな葛藤を抱えているということである．そして，暴力行為が犯罪になったり，家族の崩壊になったりする．その結果，信用を失い孤立に陥る．

この厄介な患者の改善を目指すためには，「酔って絡む患者」と同様に，ストレスを解消しなければならない．普段のメンタルヘルスが良好に保たれているならば，酔って暴言暴力に及ぶことはないはずである．患者の持つ葛藤やネガティブな感情を，時間をかけて処理していかなければ問題は解決できない．

暴力が起こりかねない危険な状況では，警察への通報を速やかに行う．保護された後，素面で登場した際は，気まずい表情で，借りてきた猫のように別人に戻っている．その後も治療継続が可能な状況であれば，今回のようなことが再び起こらないように治療と対策を強化することを提案する．治療を一歩前進させる動機づけのチャンスになる

ことも多い.

6. 受診・相談を拒む患者

　受診・相談を拒むのもアルコール依存症患者の特徴である．患者は多かれ少なかれ，自分自身の飲酒問題を自覚はしている．しかし，その問題が深刻であると受けとめることは苦しい．拠り所となっているアルコールを手放すように圧力がかけられる不安もあるだろう．「何としてもアルコールをやめたい」と気持ちが固まっている患者は少ない．「やめなければならないのかもしれないけれど，やめたくない」という思いを持つ患者がほとんどである．アルコールをやめさせようとする「敵」が多くなり，強引にやめさせられると予想しているので，受診や相談は拒む．これは当然のことである．

　さらに，人間不信が背景にあるアルコール依存症患者は，人に助けを求めたり相談したりすることができない．批判されたり恥をかいたりすることも怖い．結局，いつまでたっても患者ががまんで飲酒を減らそう，飲酒をやめようとするばかりである．これではうまくいくわけがない．

　がまんや意志の力でコントロールできない病気が依存症である．困っていても一人で抱えていても，どうすることもできないのが依存症なのである．彼らは，苦痛やストレスに対して人にSOSを出せず，一人「孤独な自己治療」として飲酒して凌いできた．アルコールを手放すことは対処するすべを失うということである．アルコールにではなく，人に助けを求められるようになれば回復に向かい始める．患者にその覚悟と準備ができていないということである．だからと言って責めることは逆効果であることを治療者は肝に銘じておきたい．

　患者が受診や相談に現れたならば，このような背景を理解して笑顔で歓迎したいものである．

7. 酒をやめようとしない患者

　飲酒問題が深刻になっても，一向にアルコールをやめないことも患者の特徴である．「どうしてこんなにひどい状態なのにまだ飲んでいるのか．理解できない」と呆れる家族は珍しくない．何よりもアルコールが大切になるのが，何よりもアルコールを最優先されるのが依存症

JCOPY 498-22950

である．だから容易にやめようとしない．飲酒問題が深刻であればあるほど，患者は追い詰められ，どうしていいかわからず飲酒に向かう．これが現実であろう．

さらに，アルコールを手放したら何も残らないことも一因である．何が残らないのか．それはストレス対処の方法であり，苦しさから逃れるための方法であり，生きていくためになくてはならないものであり，他では置き換えられないものである．

患者にアルコールを手放させるために，これまで「底をつかせる」という方法をとることが多かった．「底をつかせる」とは，患者の飲酒につながる支援を極力排除して患者に現実を直面化させ，「このまま飲酒していたら自分はおしまいになる」という現実を気づかせるという手法である．家族が患者の援助から手を引いて，やめざるを得ない現実を患者に突きつけるのである．この方法は下手をすると単に患者を追い詰めるだけになってしまう．患者を追い詰めると苦しくなり，結局は飲酒に向かうことも少なくはない．

アルコールをやめようとしないということは，それだけ患者にとってアルコールは重要であるということである．なくてはならないものであり，やめるという考えに至らないのである．患者にアルコールをやめる気になってもらうためには，アルコールに患者が求めているものを別のもので置き換える必要がある．それが「人からの癒しである」とするのが筆者の考えである．患者は人に癒されるようになって初めて，アルコールを手放すことができる．患者は苦しいからアルコールを手放せないのである．

8. 反省しても懲りない患者

飲酒問題を何度も起こし，その都度反省の弁を述べるが，また飲酒問題を繰り返すこともアルコール依存症患者の特徴である．家族や周囲の人間は，「反省が足りない」「本気に考えていない」などと責められる．しかし，病気の症状を反省でなくすことができるだろうか．反省が足りないから飲酒したり，飲酒問題を起こしたりするわけではない．病気だから問題を繰り返すのである．うつ病や不安障害が果たして反省でよくなるであろうか．逆に悪化するはずである．

反省が足りないのではなく，がまんが足りないのでもなく，病気だから問題が繰り返されるのである．病気の治療をしっかりやらなければ改善はしない．アルコール依存症は病気であり，反省で病気が治れば苦労はしない．この当たり前のことを患者は受け入れられない．治療者や支援者も「アルコール依存症は病気である」という認識をきちんと持っておかなければ，誤った対応をしてしまう．

9. 酒を買ってくることを強要する患者

家族やヘルパーなどの支援者に，酒を買ってくることを強要する患者も厄介な患者である．酒を飲ませたくない支援者に対して，酒を買いに行かせようとすることは，単に酒を飲みたいという場合もあるだろうが，別の角度から見ると，パワーゲームで有利な立場に立とうとしているかのようでもある．あるいは，支援される自分の情けなさ・みじめさを打ち消す行為ともとれる．飲み続けることを支援者に認めさせる行為でもある．

「自分はこんなダメな人間だ．どうせ見捨てるなら見捨てろ」「（支援者に）いい顔なんてしていられない．どうせ自分はアル中なんだ」「誰にも期待なんかしていない．嫌なら出て行ってくれ」．そんな患者の心の内が見えてくる．

その際にどのように対応すればいいのであろうか．職務的に禁じられている場合は，「申し訳ありませんが，それはできないことになっています」「そのご依頼はお受けできません」と断ることが正しいであろう．ただ，断ることによって悪態をつかれたり，支援を拒否されたりすることもある．家族の場合は，「私はあなたに酒を飲んでほしくない．だから買いに行くことはしたくない．それでも飲みたいならせめて自分で買ってくるように」と返す．

ただし，ここで注意が必要なのは，酒を買いに行くか行かないかが重要ではないということである．なかには酒を買ってこなければ関わりも持てない患者もある．大切なのは患者とのコミュニケーションを増やして関係を築くことである．その場合は，やみくもに患者の言いなりになるよりも，量を減らしたり，アルコール度数を低くしたりする提案も一法である．そのやり取りから関係性を築けるかもしれな

JCOPY 498-22950

い. その提案を受け入れてくれた場合は, 礼を述べて喜ぶことは治療的である.

　患者は孤独で寂しい思いを持っている. 人を排除するような態度を見せていても, 自分に批判的にならずに関わってくれる人を求めていることが多い. その関わりを続けていけばいい. 人に心を閉ざしてアルコールの酔いの世界にこもっている患者に手を差し伸べ続けると, 患者は恐る恐るその手を掴もうとしてくれるようになる. とにかく優先されることは関係作りである.

10. 他人の批判や愚痴ばかりの患者

　アルコール依存症患者は他人の批判や愚痴がやたらと多いものである. 患者はさまざまな不満を抱えている. 「それが飲酒の原因である」と他者のせいにすることも多い. 患者は社会に, 職場に, 家族に, そして自分に不満を持っている. その不満が患者の中に充満している間は, 酒などやめられるはずはない.

　このような患者には, なるべく素面で批判や愚痴を吐き出させることである. 患者は不満のガスがパンパンに充満していて苦しい. 飲酒して爆発を繰り返すとさらに厄介な患者になる. それを防ぐためにも, 少しずつでも「ガス抜き」が必要である. 批判的にならずに「ガス抜き」に付き合い, 「そんな思いを抱えて生きてきたのであれば, さぞつらかったでしょう. 悔しかったのですね」と共感する. 患者の言っていることが正しいか否かではない. 患者の不満や悔しい思いに共感する. 勢いづいて話してくれるとチャンスである. 心を許し始めているからである. 大切なのは, 酔っている状態で愚痴を聞くことではなく, 素面で吐き出してくれることに耳を傾けることである.

　強がっていても患者の自己評価は低い. 愚痴に付き合い続けていることで, 「こんな自分に付き合って話を聴いてくれる. 責めたり正したりすることなくまともに相手をしてくれる」と感じた患者は, 安心して心を開き始めてくれる. このような自分を理解してくれようとしてくれる存在を, 彼らは求めているのである. 彼らは素直に表現できないが人とつながりたいのである.

11. 平気でうそをつく患者

　依存症患者はうそをつくことが多い．飲んだ・飲んでいないしかり，飲酒量しかり，家族が聞いてあきれるようなうそをつく．これは「否認」と言われ，うそなのかわかっていないのか，よくわからないこともある．いずれにせよ，現実の問題を認めていない．このようなことは依存症患者ではしばしば起こる．支援者や家族は，「けしからん」と怒ったりあきれたりする．

　どうして患者は平気でうそをつくのであろうか．責められることから身を守るため，現実を認めるとあまりに情けなく傷ついてしまうため，問題を過小評価して大丈夫と自分に言い聞かせるため……．いずれにしても，うそは弱者の防衛である．加えて，やはり人とのつながりができていないこと，信頼関係がないことなど，人間不信が根底にある．うそを平気でつく人は孤独であり孤立している．

　逆に，回復とは正直になれることから始まるのである．とすると，うそをつくことを責めるのではなく，正直になれる関係を築くことが支援者の役割になると言えよう．

12. 平気で約束を破る患者

　平気でうそをつくことと同じ理由で，平気で約束を破ることも依存症患者の特徴である．誰とも関係ができていなければ，誰にでもうそをつくように，約束も平気で破られる．相手にどう思われようと気にしない患者もいるだろうが，よく思われたいが諦めてしまっている場合も多いのではないだろうか．

　さらには，依存症になることで，当たり前のことが当たり前にできなくなってしまうことから，約束をしても守れなくなっている場合もある．約束を守れないことが平気そうに見えても，相手から責められなくても，実は落ち込んだり自分を責めたりしている．このようにして，自信を失っていく．自分はダメだ，また失敗してしまった．こうして患者は人から離れていき，孤独にまた飲酒に向かう．このような悪循環が毎日のように起こっている．

　患者はうそを一つつくたびに，約束を一つ破るたびに，自分を傷つけ自分を責め自信をなくしていく．同時に人から遠ざかっていく．約

JCOPY 498-22950

束を守らないのではなく，約束が守れなくなっているという視点が，支援者には必要である．

「もう酒はやめる」という患者の常とう句は，あながち嘘ではなく，本心かもしれないと思っている．そのときはそう思っているのだと思う．ただし，その約束は実行できず周囲の批判にさらされ，自信をなくしてきたのではないだろうか．

13. 飲酒運転を繰り返す患者

飲酒運転を繰り返す患者の事故のリスクは高く緊急性も高い．このことは暴力と共に容認できない重大な問題である．家族は車のカギを取り上げようとしたり隠したりする．酔って追加の酒を買いに行こうとする患者と対決となる．修羅場になることも多い．酔って勢いのついた患者を止めることは難しい．

飲酒運転は犯罪行為であり，人を傷つける重大事故になりかねないことから，他の飲酒問題以上に深刻である．免許証を取り上げても，免許が取り消しになっても運転するであろう．家族の心労は大きい．出かける気配を感じるたびに駆け付ける家族の話をよく耳にする．どうにもならず，家族が車を処分した例もある．

ではどうすればいいのか．暴力とともに飲酒運転に関しては，曖昧にせず深刻な問題として優先的に介入することが必要である．まずは患者が素面のときに感情的にならず，飲酒運転のリスクを伝え，他の問題はいざ知らずこれだけはやめてほしい，とお願いする．そのうえで，酔った際にブレーキが利かなくなることから，具体的な対策を話し合うか提案する．これを粘り強く続ける．それでも強行してしまう場合は警察に通報することを前もって伝えておく．家族の覚悟を患者に伝えることが大切である．その際は，家族や親族がそろって，あるいは治療につながっている場合は，治療者も立ち会った状況で伝えるようにする．

14. 「死にたい」と繰り返す患者

依存症患者は希死念慮を語る人が多い．実際に自殺企図の経験をしている例は驚くほど多いことは先に述べた．「死にたい」と繰り返す患者は，「死にたいくらいつらい」という SOS である．そのような SOS

を向けられた場合，注意することは患者の死にたいという気持ちをきちんと受け止めることである．

　あわてて，「そんなことを言ってはいけません」「強く生きないと」などと言いたくなるかもしれないが，この対応はよくない．なぜなら，「死にたい」と言えなくなってしまうからである．患者は「死にたい」「死にたいくらいつらい」と言葉にすることで，その思いを誰かに受け止めてもらえることで，多少ともつらさを軽減している．充満した苦しさのガス抜きをしている．SOSを出すことでかろうじて人とつながっている．SOSを出せなくなるとさらに孤立を深めてしまうであろう．

　「死にたい」と繰り返し言われたならば，まずはその思いを受け止めるべく傾聴することである．さらに可能であれば，その苦しさを少しずつでも話してもらうことである．死にたい気持ちのガス抜きである．それと同時に患者の苦しさに共感することが大切である．「そんな思いでいるのですね」「よくここまで頑張ってこられましたね」「一人で大変でしたね」などと伝え，患者に寄り添う姿勢を示す．そのうえで少しでも楽になれるための提案をできるなら，それも大切であろう．

　ただし，苦しさをきちんと受け止めるだけでも有効であることを知っておくと，支援者は余裕をもって関われる．表面的な慰めや励ましは逆効果になることもある．話すより聴くことが重要である．一人で抱えられなければ，支援者自身が仲間や同僚と共有する．

　患者に死なれることは何としても防ぎたいが，反面，100%防ぐことはできないとの思いを持っていると，支援者は多少余裕をもって関われるように思う．いずれにしても，「死にたい」とSOSを出してくれている間は，「苦しいけれど生きたい」という思いの吐露であり，SOSを出せない患者の方が突然自殺企図に及ぶことを知っておきたい．とすると，安心して「死にたい」と言える関係は悪い関係ではないのである．ただし，このSOSはいつも繰り返すことだからといって軽視すると，患者は見放されたと感じて離れていくことに留意したい．

15. 自殺企図を繰り返す患者

　「死にたい」と繰り返し訴える患者が行動化する場合，それも自殺企

図を繰り返す場合，事態はより深刻であり厄介な患者となりやすい．自殺企図の場合，その方法によって深刻度やリスクの高さが異なる．縊首，高所からの飛び降り，鉄道への飛び込み，練炭を使用した自殺企図などは既遂する可能性が高い．過量服薬，自傷行為などを繰り返いている場合も，アクシデントが加わると危険である．

　支援者はどのように対応するのがよいか．基本は「死にたいと繰り返し訴える患者」と同じである．ただ，それ以上に丁寧に関わる必要がある．「演技的」「アピール的」と軽視したり，患者のつらさを誤解したりしないように注意する．また，「厄介だ」という思いや陰性感情が募らないことも重要である．このような見方になった場合，患者の心とは離れてしまい，共感できなくなってしまうからである．

　深刻な自殺企図後や希死念慮がなお強い場合は，入院を検討する．気分障害や精神病性障害の症状の影響が大きい場合は，速やかに入院治療に導入することで改善が期待できる．そうでなければ，入院するだけで容易に自殺企図が収まるわけではない．先に述べた依存症の背景にしばしばみられる6つの特徴を満たし，人間不信や自信喪失に基づいた「生きづらさ」を抱えている患者に対しては，やはり信頼関係の構築が最も重要になる．信頼関係の構築が自殺の最大の予防であると考えている．

　たとえ一本でも人とのつながりができれば，何とか生さていけるようになると信じている．そのつながりを切らないように，少しでも太くできるように，一本から二本，三本と増やしていけるように，そして患者が人とつながり癒され，エンパワメントされていくように支援する．これは依存症患者支援の基本である．これを地道に続けていくことが大切である．

16.「人に危害を加える」と言う患者

　「人に対して危害を加える」と言う患者は厄介な患者である．それは支援者自身にも向く可能性も示していることから，身の危険を感じることもある．他の人に危害を加えることで，事件やトラブルになるかもしれない．支援者としてこのような言動を耳にした場合，警察や危害を受けそうな人に対して情報提供した方がいいのか，しなければな

らないのか，その場合患者は自分に攻撃を向けるのではないか，など
さまざまな不安がよぎる．

　患者が興奮していて凶器を持って飛び出して行くような場合など，
切迫した状況にあれば，直ちに関係者に連絡をする．躊躇してはいけ
ない．ただし，このような待ったなしの状況でなければ，まずは患者
に話してもらうことである．「あなたは何に怒っているのか」「誰に
怒っているのか」「どうしてそこまで怒っているのか」を感情的になら
ずに問いかける．睨むのではなく相手の目を見て，患者の思いを知り
たい，話してほしいという中立的なスタンスを心がける．間違っても，
「何を言っているんだ」「そんなことをいうものではない」などと批判
したり叱責したりしてはならない．刺激することもご法度である．

　患者は強い怒りを持っている．とするならば，それを行動化させな
いために，患者の怒りをできる限り言語化させることである．支援者
を敵ではないと受け入れてくれれば，怒りの内容を話してくれるよう
になる．言葉で話せば話すほど怒りで爆発しそうになっていた患者の
切迫感は軽減する．それでも興奮しており一人で対処することが困難
な場合は，応援を頼んで複数で対応する．

　ポイントは物騒な言動に過剰に反応せず，冷静に患者の怒りを具体
的に理解すること，同時に話すことを促し怒りのガス抜きをすること
である．そのうえで，切迫した状況が収まらず行動化のリスクが高い
場合は，警察も含めた応援を要請することは言うまでもない．

17．刃物を持ち出す患者

　刃物を持ち出す患者は，すでに行動化してしまった患者である．刃
物を持ち出す行為は習慣化している患者もある．先の「人に危害を加
える」を実行しようとしていることになる．目の前で刃物を持ち出さ
れると，支援者といえども動揺することは当然である．「刃物から手を
放して置くように，元に戻すように，手渡すように」と感情的になら
ずに語りかける．決して刺激してはならない．あくまで穏やかに患者
を責めることなく，やめるように呼びかける．

　刃物を持ち出す理由として，切迫した被害妄想などの病的体験の影
響が大きい場合もある．護身用に刃物を手放せない患者もいる．その

JCOPY 498-22950

際は家族に説明し，警察介入による保護も検討し，非自発的入院による治療を行えるように調整する．

支援者に刃物を向ける場合も同様に呼びかけるが，患者が応じない場合，支援者は自分の身の安全を最優先することは当然である．速やかにその場を離れ，応援を要請する．警察への通報も必要である．このようなことが起こると，安全に支援を提供できないことから，支援を中止することも検討しなければならない．

刃物を持ち出すことが繰り返されるような場合は，刃物自体を身近に置かないことが提案されるべきである．他者や自身に危害を加えるリスクが高くなることから，刃物の処分を提案するべきである．これらに応じられない場合は，支援を降りざるを得ないことを伝える．それでも受け入れられない場合は，支援できる状況でないことから支援を中止し，保健所や警察に委ねる．

18. 酒を万引きしてくる患者

飲酒欲求が抑えられず，金銭的に困窮すると酒を万引きする患者も珍しくない．多くは酔った勢いで追加の酒を求めて万引きする．そのため見つかって事件になってしまうこともしばしばである．ただ，店にしても迷惑な話であり，警察を呼んで調書を取られる負担を考えると，家族を呼び出して料金を支払ってもらい，出入り禁止にすることが一般的ではないだろうか．

家族がある場合，家族は呼び出されて情けない恥ずかしい思いをする．その怒りが本人に向く．いよいよここにまで至ったか，という家族の嘆きは想像に難くない．患者自身も自分を情けなく感じ，恥じらい，孤立する．孤立は結局飲酒に向かう要因となる．

家族がなく生活保護を受給している患者も，自分のみじめさを隠そうとはしない．「どうせ自分はダメな人間だ」「どうしようもない」，と素面に戻ったときに自分を責める．逆に開き直って，「どうせ自分はもう終わっているから刑務所にでも何でも入れてくれ」と嘯くこともある．

酔ってけんかになって暴力に及んだ際は，相手の非をあげつらう患者であっても，万引きについては言い訳することはなく，多くは借り

てきた猫のように小さくなっている．万引きが見つかることで，患者は少なからず傷つき自分を情けなく思っていることは確かである．

このような患者に対してどう関わるか．こんなときにこそ人間扱いすることである．たとえば，「あなたは万引きをするような人ではないはずです．今回のこともアルコール依存症の症状であり病気が原因です．これを機会に治療を進めましょう．本来のあなたに戻りましょう」と投げかける．

万引きが見つからなくても，お金がないのに飲酒していたり，自宅に盗品があったりした場合も同様である．たとえば，「酒を飲むために犯罪になるようなことはしないでほしい．あなたはそんな人ではないことはわかっている．これも依存症が原因だから治療に取り組んでほしい．健康なあなたに戻ってほしい」と語りかけたい．

万引きだけをあげつらって怒りをぶつけたり責め立てたりしても，さらに飲酒に向かわせるだけであることに留意したい．

19. 反社会的勢力と関係のある患者

反社会的勢力とつながりのある患者に対しては，支援者は構えてしまうことが多い．絡まれないか，無理強いしてこないか，脅されないかなど不安になるものである．暴対法ができて，暴力団員であることを表明するだけでも警察が介入できるようになり，彼らの人権がないがしろにされているのではないかと心配になるくらいである．それによって，かつての暴力団然とした格好や態度を見せる患者は稀である．強面の患者は明らかに減っている．相手を怖がらせることが意味をなさなくなっているからである．

それはさておき，彼らを必要以上に警戒したり怖がったりすることは治療的ではない．彼らのプライドを傷つけることには十分注意を要するが，あとは他の依存症患者と同様に敬意を持って誠実に関わることである．彼らは病者であり，治療や支援を求めて来ている．色メガネで患者を見ずに，人として尊重する態度によって，信頼関係は築かれる．決して信頼関係を築けない人たちではない．

彼らと適切な関係を築けるならば，他の患者とも信頼関係を築けるはずである．その意味では，支援者は患者を一人の人間として敬意を

JCOPY 498-22950

もって適切に関われているか否かを試されていると言えよう.

　ときに，反社会的勢力とつながりがあるとわかると，治療者が普段とは態度を変えて急に上から目線で対抗しようとする例を耳にする.これは治療者の薄っぺらさを露呈するだけで，何のメリットもないどころか見ていて滑稽にさえ映る.怯んでいないことを示すために，背伸びして隠そうと過剰に反応しているのであり，そのことは周囲に気づかれている.これは普段から威張っている医師に多い態度である.治療の場は対決する場ではない.

　ただ，それでもできないことを強要してくる場合があるかもしれない.その際は，対立的になったり，感情的になったりせず，できない理由をきちんと伝える.圧力が強い場合は複数で対応する.患者に陰性感情を持たず，相手を尊重し，治療者が動じずに対応することによって，逆に信頼感を築けると考えている.

20. 容易に自暴自棄になる患者

　容易に自暴自棄になる患者は厄介で関わりたくない患者である.自暴自棄になるとさまざまなトラブルや問題を引き起こすからである.先の6項目を思い出してほしい.自信を持てない，人を信用できない，孤独で寂しい，自分を大切にできない，などが思いつくはずである.このような患者は，誰とも気持ちがつながっていない.そして「自分は価値のない人間でありどうしようもない」「こんな自分はどうなってもいい」という思いを持っている.自己評価が低下しており，プライドが深く傷ついている.さらには孤独感を募らせ，誰ともつながっていない.

　こんなつらい気持ちを抱えていたら，酒を飲むしかないであろう.飲酒して酩酊することにより，さらに自暴自棄になる.悪循環である.周囲は手が付けられない.「勝手にしろ！」と見捨てたくなる.患者は誰よりも自分が情けない.その思いを持ち続けている場合，アルコールを手放すことは難しいし，激しい飲み方になりやすい.何もかも忘れたいという「やけ酒」になる.それが思わぬ事故になりさらに自棄になる.自分を自分で壊していく飲み方である.

　このような患者に対して，支援者は何ができるのであろうか.患者

は苦しんでいる．絶望しているかもしれない．そんな患者が治療の場に登場してくれたなら，「絶望しかけているが何とかしたい」と希望を捨てていないということである．「よく来てくださいました」と心から歓迎したい．何とか変わらなければという淡い希望の手を，支援者はしっかりとつかむことが大切である．いったん支援に失望した患者は，二度と支援を求めないこともある．患者を絶望から希望に向かわせることができるのは，生身の人間とのつながりにおいてである．薬やプログラムではなく，それ以前に人とつながれるか否かであることに留意したい．

　患者がどうして自暴自棄になっているのかを話せる場合は話してもらう．話せない場合は，得られた情報から想像する．いずれにせよ，自暴自棄を批判したり患者を遠ざけたりするのではなく，傷つけない態度で患者を理解しようと努めることが大切である．通常，人々はこのような患者からは遠ざかる．だからこそ厄介で関わりたくないと思わずに，支援が必要な人であるという態度が求められる．人として尊重して関わることでしか，患者の心を変えることはできない．

　自暴自棄になる患者から人は離れる．それだけではなく非難して傷つける．そんな彼らはそのような状況を望んでいるわけではない．そんな自分が情けない．その自分に怒りや攻撃を向けているのである．「あなたは大切な一人の価値ある人間である」という思いを，繰り返し言葉だけではなく態度で伝えていくことから変化が生まれると信じている．

　自暴自棄になって危険な行動に出る場合は，躊躇なく危険を回避するための介入が必要であることは言うまでもない．

21．執拗に何事も依存してくる患者

　アルコール依存症の患者は人に対しても依存的である場合が多い．ただし，これは心から安心して頼っているわけではない．人間不信を根底に持つ依存症患者が容易に人を信用できるわけがない．彼らの求めているのは，金銭的な援助や面倒なことの肩代わりである．自信がなくて人を信用できない患者は，さまざまな困難や不快な状況を他者に解決してもらおうとする．だから他者に依頼する場合，高圧的にな

るか，下手に出るかしかない．家族には高圧的で，他人には執拗に懇願して物事を頼むことが典型的である．

何も自分でできない子供のようである．自信はない．何かができるとは思っていない．でも取り繕いたい．それを他者に依存して対処しようとする．相談事があっても，さまざまな人に同じように相談する．そして答えだけをもらおうとする．ただし，親切に解決策をアドバイスされてもその通りにするとは限らない．「誰それにはこう言われた」「誰それはこうアドバイスされた」と相談者に伝えるばかりである．自分で解決しようとはしない．さまざまな人たちに相談を持ちかけ，困っているということを訴える．さらには，相談をしたうちの誰かが，自分に代わってすべて解決してくれるのを待っているかのようである．

ひとり一人の助言を聞いていないことも多い．助言を受けて自分がどうにかしようとは思っていないからである．小さな子供が母親に委ねているかのようである．ただし，患者は他者を信用していない．そして自分をも信用していないのである．このような患者に苦言を呈すると，患者は支援者から遠ざかり，他の支援者に苦情を訴えるばかりである．

支援者は小さい子供を育てるかのように，ひとつ一つ自分で決めて自分で行動することを促していく．ただし，いくらかの信頼関係がなりれば，そのような提案は聞き流されてしまうばかりである．もっと「やさしい」支援者に近づいていくだけである．こうして他者を渡り歩くが誰とも信頼関係を築けない．このような場合には，適度な距離感を保ちつつ，支援者が前のめりにならないように注意し，気長に付き合っていくのがいいように思う．

22. 恋愛感情や性的な欲求を向けてくる患者

恋愛感情を露わにしたり，性的な欲求をしてきたりする患者も厄介で関わりたくない患者であろう．このような感情を向けられた支援者は，生理的に嫌悪感を募らせるであろう．その対応に困惑して通常の関わり方ができなくなる支援者も多い．

ただし，依存症患者が支援者に恋愛感情や性的欲求を向けることは当然のことでもある．彼らは孤独で寂しい人たちである．さらに人か

ら癒されたいけれど癒される方法がわからない人たちである．人と信頼関係を築けないことが彼らの最も重大な障害である．信頼関係を築けないから人から癒されることがない．そんな彼らが恋愛感情をうまく伝えられるわけがない．刹那的に性的欲求を満たそうとしてしまいがちである．好意の伝え方も強引か受け身かの極端に走る．相手の気持ちはお構いなしになりやすい．そしてうまくいかず傷つく．

　恋愛感情に走っているときは，他の言葉が耳に入らない．飲酒問題などはどうでもいい．逆に恋愛に酔っている患者は，飲酒せずにはいられない．気持ちが動きやすい状況を素面で持ちこたえることは困難である．うまくいこうとうまくいかなかろうと，飲酒する理由になる．そして崩れていく．崩れたときは相手への恨みに変わる．うまくいったとしても，今度は相手に嫌われることが不安でしかたがない．誰に対しても嫉妬が生まれる．幼児のごとくである．彼らは相手を束縛する．相手が異性と話すだけで鬼のような形相でにらみつける．そこに何の信頼関係も存在しない．DV も生じやすい．

　このような関係が支援者との間にも起こりうることに留意する．支援者にその気がなくても一方的に思いを寄せられる．支援者は好意を持たれたことには感謝しつつも，あくまで患者であるあなたの支援を行うことが自分の責務であり，恋愛感情を受け入れることはできないことを，相手のプライドを傷つけずに伝える．その後にもぎこちない関わりにならないように努めて明るく対応することである．

　恋愛感情を向けられた場合，一人で抱えずにスーパーバイズを受けることが望ましい．それが通じない場合は，直接の支援から外れることを検討せざるを得ないだろう．

23. ストーカーになる患者

　依存症患者がストーカーになりやすいことは，これまでの特徴を把握すれば理解できるであろう．ストーカーに共通した特徴は，依存症の背景にある 6 項目の特徴と重なる．人を信じられず，孤独で寂しく，見捨てられ不安が強い依存症患者は，思いを寄せる相手が離れようとすると，見捨てられ不安を強く刺激され，幼児が母親を求めるようにしがみつく．諦められない．また戻ってきてくれるはずだと信じ

JCOPY 498-22950

ている．母親に見捨てられる幼児のようである．相手に見捨てられた
ら孤独に逆戻りである．それがつらくて仕方がない．生きていること
さえできない．極端な場合は，相手を殺して自分も死ぬという選択を
する場合がある．

　そのようなストーカーになる患者と関わることは，生理的に気分の
いいものではない．男性患者の場合は女性の敵である．女性支援者は
恐怖を感じるかもしれない．患者は自暴自棄にもなりやすい．自殺企
図や暴力行為に及ぶ可能性もあるだろう．病者として関わることに苦
痛を感じる支援者も少なくない．

　しかし，考えてみれば依存症患者の背景にある問題を冷静にみる
と，ストーカーになる理由は明白である．ストーカー行為も依存症の
症状とみることもできる．ストーカー被害者に十分配慮しながら，患
者が治療を求めてきたのであれば真摯に向き合うことが求められる．
患者が男性の場合，治療者・支援者も男性の方がいいだろう．女性支
援者までもがストーカーの対象となりうるからである．そして，「ス
トーカーはけしからん」と一刀両断に責めるのではなく，背景にある
人間関係の問題について目を向けられるように促していくことである．

24. 性的逸脱行為を繰り返す患者

　性的逸脱行為を繰り返す患者は，依存症患者にしばしばみられる．
これをアディクションと捉えるならば，クロスアディクションという
ことになる．性的逸脱行為を繰り返す患者は，その相手と信頼関係は
築かれていない．性的興奮による快感，気分の変化，現実逃避などが
目的である．気分を変えたくなると性的逸脱行為によって対処する．
心のつながりのない利那的な行為である．

　男性の場合，傷ついた自己肯定感を癒すために，相手を征服するイ
メージで性的逸脱行為を繰り返す例が多い．征服欲を満たすための
セックスは相手を傷つける．性犯罪になることもあるだろう．そして
患者は何度セックスしても満たされない．

　相手は誰でもいい．「心の苦痛を麻痺させてくれればいい」と述べる
患者もいる．自傷行為的にセックスに向かう女性は多い．最近は容易
にインターネットで相手を見つけることができる．どこの誰かも知ら

ず，リスクがあっても抑えられない．金銭目的の女性も多い．自分の価値は身体を売ることで得られる金銭でしか測れないという患者もいる．かつて性被害によって傷つけられた男に対する復讐に金を払わせているという患者もいる．

彼女らは傷ついている．自分に価値を感じられない．性的な価値しかないと思っている．その行為により患者はさらに傷つく．表面的な関係しか持たなくていい．話さなくてもいい．そんな理由で風俗に身を置いている場合も多い．彼女らは自分を道具のように使い，心が動かないように麻痺させているかのようである．自分のわずかな価値を確認するため，求められるまま身を差し出していることがとても多い．

そのような患者を責めることは禁忌である．彼女はその状況をいいと思っていることは稀である．そのような生き方しかできない患者の生きづらさをねぎらい，理解し，苦悩に共感し，味方であり続けることである．常識的な価値観や正論を伝えた瞬間から，彼女の心は離れてしまうことに留意したい．

25. 訪問看護に無理を強要する患者

アルコール依存症患者にも訪問看護が当たり前に入る時代になったことは，人の支援が患者に届くことから，とても良いことであると思う．以前は，飲んでいる患者を支援すること自体，タブーとされた時代があった．飲んでいる患者にサービスを提供することはイネイブリングであるとされ，やってはいけないことと見なされていたのである．「酔って来院しても診療はしない」と平気で医療機関が患者に言えた時代でもあった．飲酒が止まらないからこそ支援・治療が必要なはずである．

さて，そんな訪問看護であるが，看護師が女性だと母親や元妻にしていたであろう要求をしてくる場合がある．高圧的であったりへりくだっていたり，やり方はさまざまであっても，自分の要求を押し付けてくることは同じである．患者が，それをできなくなっているのか，できるのに依存的になっているのかの判断が求められる．頼まれても無理なことは断らなければならないが，患者が全否定されたとプライドを傷つけない対応が望まれる．0か100かではなく，「ここまでは

JCOPY 498-22950

できますが，これはできないのですよ」「それはやってはいけないことになっているのでごめんなさい」「それは○○さんのためにはよくないと思うので」というやり取りになるのではないだろうか．

　ただ，ここでも「やるかやらないか」より重要なことは，いかにして患者に誠実に対応して信頼関係を築けるかである．はじめは難題を出して試してくることもあるだろう．そこで患者を尊重した心の通じる対応を続けることで，無理を言わなくなってくるはずである．自分を尊重してくれる支援者に対して，理不尽な要求を繰り返すのであれば，まだ信頼関係が築けていないだけであると受け止め，対決せずに柔軟に関われるとすばらしい支援になるだろう．

26. ヘルパーに酒の購入を強要する患者

　ヘルパーに酒を買ってくることを強要する患者は多い．これも厄介な患者である．先の訪問看護の対応と基本は同じである．「絶対買ってきてはいけない」というつもりはない．場合によっては必要なこともあるだろう．大切なのは，買うか買わないかではない．そのようなやり取りの中で，いかに良好な関係を築いていけるかである．

　患者にとって都合がいいだけのヘルパーになることには注意が必要であるが，会話が増えたり，笑顔が見られるようになったり，患者の意欲が高まったり，助言を求められたり，自発的な行動がみられたりすることが大切なのである．それは飲酒という「孤独な自己治療」に埋没していた状況から，人につながりができ始めている状況への変化だからである．

　ヘルパーに余裕がなければ，淡々と決められた業務をこなして事務的対応に徹する方がいいかもしれないが，それでも挨拶は明るくしたいものである．患者の困っていることの支援から，依存症患者の支援は始まる．その最前線が訪問看護でありホームヘルパーである．そこでの人間関係は困難も多いが，患者の支援にとっては極めて重要な役割であることを強調しておきたい．彼らが自然な笑顔を見せてくれ，自分のことを語ってくれるようになれば，それは良好なサインである．

27. 精神科病院の入院が長期の患者

　精神科病院の入院が長期にわたる患者も厄介な患者に挙げられるだ

ろう．患者は長期の入院により，どのような状態になっているのだろ
うか．アルコール依存症というだけで長期入院はできない．かつては，
退院すると飲酒して問題を起こすからと，10年を超える入院患者も
珍しくはなかった．病院では病棟の主になって，他の患者を従えてい
たという例もしばしばみられた．職員からも一目置かれ，準職員のよ
うな役割を任されている場合もあった．

　しかし，今は飲酒して問題を起こすからという理由で非自発的入院
を続けることはできない．任意入院で長期にわたっている例もあるか
もしれないが，そうであれば，意欲や希望を失っているのではないだ
ろうか．少なくとも精神科病院は生活をする場ではない．慢性の統合
失調症患者の社会的入院の問題と同様，このような患者の退院に向け
ての支援は重要である．

　長期に入院して馴染んだ環境になっていると，患者にとって退院は
不安なはずである．患者を追い出すのではなく，社会にソフトラン
ディングできるように安心できる支援を提供したい．患者本人にだけ
任せての退院は困難である場合が多いと思われることから，現実的な
プランを提示し，患者の希望に沿った社会復帰を進められればと切に
思う．支援者が諦めてしまえば，患者の社会復帰は困難である．

　いずれにせよ，アルコール依存症患者の長期入院は，通常はないは
ずのことである．併存疾患や障害が重篤な場合であっても，その入院
理由が明確でない場合は，速やかに退院に向けての支援に入らなけれ
ばならない．

２ 身体的に重篤な患者の対応

1. 身体疾患や外傷で救急外来受診や入院を繰り返す患者

　アルコールはさまざまな臓器疾患を引き起こす．酩酊下での転倒・
転落で外傷を負う．アルコール依存症になると腹痛や吐血，外傷など
の急な身体症状で救急外来を繰り返し受診したり，入院を繰り返した
りする．慢性疾患の増悪を繰り返し，何度注意を促しても一向に改善
の兆しがみられない．それどころか，さらに悪化の一途をたどってし
まう．このような場合，医療機関からも見放されることが多く，受け

入れてもらえても嫌味を言われたり不機嫌な対応をされたりする．当たり前の患者として診てもらえなくなっていく．

医療機関側からすると，酔っぱらいの面倒な治療を引き受けても，患者は酔って治療に抵抗したり指示を守らなかったり，果ては悪態をついたり暴力的になったりすることもある．「勝手にしろ！」と突き放したくなるのは当然かもしれない．そのような状況で何とか必要な治療を行って良くしても，結局また飲酒して悪化させる．「自分で悪くしておいて，困ったときだけ助けてくれと言われてもやっていられない」「酒をやめないのならもううちでは診ない！」と引導を渡したくなる．とても厄介な患者であろう．実際に，ブラックリストに載っていて，受け入れてもらえなくなっている例は珍しいことではない．筆者の患者にも何人かはそのような例がある．

患者は緊急受診や緊急入院になった際は，申し訳なさそうに反省の表情を浮かべるか，開き直って「何が悪い」という態度をとる．総じて患者は，酔っていなければ医療者には低姿勢であり，身内には強気である．身内がいない場合は，医療者に暴言を吐くこともある．自分のみじめさを他者にぶつけているかのようである．その際に，「自分は死んでもいいんだ」「放っておいてくれ」などと言う．

他人には低姿勢だが身内には横柄な態度をとる．急な医療機関への搬送や入院の対応を強いられたうえに，そんな態度をみせられた家族は，感情的になって患者を激しく責め立てる．このような状況で，家族は患者に対して「死んでほしい」「出ていってほしい」とはよく耳にする．このように本人も家族も傷つき余裕を失い互いに憎しみ合う．アルコール依存症患者のある家族でしばしばみられる光景である．

対応としては，酔っているときには何を言っても過剰に反発するだけである．正論は通じない．そんなことは患者もわかっている．わかっているけれどどうにもならないのである．患者はこのままではまずいと思っている．ただし，責められると逆の方向に向かってしまう．

今一度「依存症は病気である」と肝に銘じて，患者が素面のタイミングで，責めずに依存症の治療に取り組んでほしいことを丁寧に伝えたい．責める態度に患者は敏感であり，直ちに反応するであろう．「あ

なたの身体が心配である」「あなたによくなってほしい」との思いを，家族や支援者が表面的ではなく心から願えるなら伝わるはずである．一度や二度で変わるものではないことを念頭に，家族や支援者が自棄にならないことが重要なのである．

患者の命に係わることであるのに，それに向き合わない患者に対するもどかしさと家族の不安から，どうしてもキツイ言い方になってしまう．家族や支援者の感情的な物言いは，患者にとっては責められていることにしか意識は向かず，逆に患者は受け入れられないことを知っておきたい．

2. 身体疾患が重篤だが飲酒を続け受診を拒む患者

身体疾患が重篤なのに受診を拒む患者をしばしば目にする．「どうしてこんなに身体が悪いのに受診もしないのか」「死んでしまえばいい」などと家族の嘆く声も耳にする．どうしてこのようなことが起きるのだろうか．

患者は身体が悪いことに無関心なわけではない．身体が悪いことは誰よりも自分が知っている．問題はその現実が怖いのである．どうなってしまうのか不安なのである．不安だから考えたくない．素面では耐えられない．だから飲酒するという理解に苦しむことが起こる．全くの悪循環である．こうしてみるみる悪化していく．飲酒を続けると余命幾ばくもないと医師から伝えられると，不安は高まり「孤独な自己治療」として飲酒して不安を紛らわそうとする．傍から見ると滑稽に思えるが，患者はそれしかできない．状況に応じた柔軟な対応はすでにできなくなっている．酔って麻痺させるのがやっとである．

患者の頑なな抵抗を軽減するために必要なことは，いかに不安を軽減できるか，そして希望を持てるか，変わることに意欲を持てるかである．不安を軽減するためには患者と心がつながらなければならない．つまり，信頼関係を築くことから始まる．孤立したままでは何もできないであろう．身体疾患が重篤であっても関係作りを蔑ろにすることはできない．平静を装っていても患者はパニックになっているようなものである．自分でどうすることもできない．患者は，「死んでもいい」「死んで本望」と投げやりな発言を繰り返すが，本心ではそう

思っていない．不安でしょうがない．無理に言い聞かせているだけである．不安の強い患者が簡単に死を受け入れられるはずがない．だから，酔って強がっているだけである．

このような患者も支援者にとっては「厄介で関わりたくない」患者であろう．患者は不安である．しかし，素直に「助けて」とは言えない．周囲に助けを求めると，命綱である酒を奪い取られるからである．「助けて」と全面降伏することが恥だと思っているからである．不安がいっぱいの状況で丸裸にされるようなものである．それが怖い．そしてやめられる自信はない．それを責められたり恥をかいたりすることに耐えられない．つまり，途方に暮れて飲み続け，現在の不安から逃れることに精いっぱいなのである．

このような患者にも，支援者は原則にのっとって，「死んでほしくない」という思いを持ちながら信頼関係作りに努めることが大切である．

3 症状や併存症のある患者の対応

1. 嫉妬妄想が激しい患者

嫉妬妄想が激しい患者も厄介な患者と言えよう．アルコール依存症と嫉妬妄想はセットと言っていいくらいに親和性が高い．筆者がまだ子供のころ，アルコール依存症の夫が妻の浮気を疑い日本刀で切りつけた，というニュースを新聞で見たことがある．子供ながらにゾッとしたことを覚えている．

嫉妬妄想は何が厄介か．それは，間違いなく配偶者やパートナーを激しく攻撃するからである．激しい攻撃から逃れようとすると，より妄想は強化される．そして間違いなくストーカーになる．追いかけまわされた配偶者やパートナーは，戻ることを懇願する患者を前に，仕方なく患者の元に戻ることも多い．そこでまた同様のことが繰り返される．かつて，このような関係を「共依存」と呼んで配偶者やパートナーを責めることがあった．ただ，この苦渋の選択を支援者は責めることはできない．責めてはいけない．多くは無力感に襲われ，傷つき，どうにもできない状況だからである．

患者が妄想に基づいて暴力的になっている場合は，非自発的入院治

療が必要である．その際，医療保護入院はできるなら避けたい．措置入院の形態をとれた方がその後の対応を採りやすい．なぜなら，「（妻に）精神病院に入院させられた」という恨みを残さず，客観的に病状の問題と説明しやすいからである．行政の介入による入院の場合，妻への攻撃をいくらかでも避けることができる．

さて，依存症患者に嫉妬妄想が起こりやすい理由を考えてみたい．まず，患者は，「自分に自信が持てない」「人を信じられない」「孤独で寂しい」．そして，「見捨てられる不安が強い」という特徴を思い出してほしい．嫉妬妄想を持つ患者は，誰が見ても離れたくなるような「ダメな人」に見えることが多い．その患者にとって，残された大切なものは配偶者やパートナーしかない状況である．それを手放したら生きていけなくなる．

であれば，「酒を手放せばいいじゃないか」と言いたくなるが，彼らはどちらも手放せない．相手が自分から去っていく不安に素面では耐えられないからである．その不安が強化され，「人を信じられない」「自分に自信を持てない」患者は，「他に相手がいるに違いない」との思いを強固なものとしていく．嫉妬は誰にでも起こりうる感情であるが，それが妄想にまで発展するには，強い人間不信と自信の喪失が背景にあると考えている．

ではどうすればいいのか．まずは配偶者やパートナーの安全の確保である．その多くは女性である．しかるべき相談機関につながり，患者から安全に離れられる方法を具体的に提案してもらうことである．その支援は別の専門機関で行ってもらうことが大切である．なぜなら，治療者と配偶者やパートナーがグルになって患者を裏切っていると捉えられたり，場合によっては治療者が患者の妄想対象になってしまったりするからである．治療者は患者の味方であるという原則は崩したくない．

それでも，彼女らに仕事や子供がある場合は，まったく別の環境に身を移すことに躊躇するであろう．あるいは，「自分が見捨てたらこの人は生きていけない」「この人には私しかいない」と迷うこともある．迷うことを責めてはいけないことは先に述べた．大きな決断を下すに

JCOPY 498-22950

は疲弊状態では困難だからである．彼女らを動かせるのは信頼関係を築けた支援者しかない．信頼関係を築けて多少とも余裕を持てるまで，危険に配慮しつつも，決断を急かしてはいけない．そして，患者から離れるか留まるかの選択をしたならば，その選択を尊重するべきである．

2. 認知機能が低下している患者

アルコール依存症では，その疾患の性格上，認知機能が低下している患者もしばしばみられる．特に高齢者では当然その率は高くなる．若いうちは問題行動，中年では内臓関連の健康問題，高齢者は脳機能の低下問題が主となる．

認知機能の評価は，飲酒が続いている状態では難しいことが多い．認知機能が低下しているのに，さらに飲酒によって機能を低下させている．物忘れが頻繁に起こる．できていたこともできなくなる．だらしなくなる．それでいて酒だけは手放さない．身近でみている家族などは心配であったり腹立たしかったりして，平静ではいられない．家族全員から叱責されることもある．そのような状況で，隠れて慌てて飲むようになる．そのような飲み方では急に酔いが回るため，外で動けなくなり警察や救急隊に通報されたり，転倒して顔や頭が血だらけになったりする．こうして，さらに責められ，いよいよ立場は苦しくなる．孤立を深める．その状況が酒にしがみつかせているという悪循環がここでも起こる．

認知機能が低下していることを指摘されるたびに，患者は傷ついている．自己評価は下がっている．「自分は役立たずになっている」「ボケが始まっているのかもしれない」「いよいよ終わりなのかも」と一人不安と苦痛を感じるであろう．とすると，人から癒されない患者はアルコールに向かわざるを得ないことになる．

このような患者にこそ，自尊感情を傷つけない，自尊感情を高めるような対応が支援者には求められる．そして孤立させないことである．それらは家族の協力抜きでは難しい．家族がある場合は家族にも患者に心情を理解してもらうことが必要である．単身者であれば，患者に関わる全ての支援者が，良好な関係作りと自尊感情を高める対応

を心がけたいものである．患者を傷つけ孤立させる対応を採ってしまいがちだからこそ留意したい．

3. 離脱症状が激しい患者

　離脱症状が激しい患者は酒を手放せない．自宅で酒を切ることは至難の業である．そして危険である．総じて鎮静系の薬物はアルコールも含めて離脱症状が出やすい．逆に覚せい剤などの興奮系の薬物は，一気に切っても危険はない．鎮静系薬物の代表であるアルコールは，離脱症状も激しいことを知っておきたい．

　離脱症状としてよくみられるのは，気分不快，嘔気嘔吐，手指振戦，発汗，不眠，落ち着きなさなどである．さらにエスカレートすると，けいれん発作やせん妄などの激しい症状がみられることがある．これが苦しくてアルコールを手放せないのである．

　離脱症状が軽度の場合は，水分と栄養補給ができれば4〜5日もすると落ち着く．ただし，激しい離脱症状が出ている場合は，速やかに入院することが必要である．患者もその苦しさから自ら入院を求めることが多い．入院治療では，食事もとれない状態が続いていたことも多く，ビタミン類やブドウ糖などを点滴で補給する．離脱症状に対しては，薬物療法で苦痛を軽減する．その際にアルコールと交叉耐性のあるベンゾジアゼピン系薬剤（ジアゼパム，ロラゼパム）などを投与する．不眠や落ち着かなさに対してもベンゾジアゼピン系薬剤や依存性のない抗精神病薬などを投与する．一度離脱症状が出た患者は，同様に繰り返す可能性が高く，断酒する際には入院して安全に解毒することが大切である．

4. 渇望期の症状が激しい患者

　離脱症状の苦しさから，「もう2度と酒は飲まない」と宣言する患者も珍しくはないが，食事もとれて元気になると飲酒欲求も同時に高まってくる．それが「渇望期」であり，離脱期の後に続く飲酒欲求が高まり落ち着かなかったりイライラしたりする時期である．入院してアルコールが抜けた1週間前後から2か月間までに顕在化し，飲酒欲求の高まりからトラブルを起こしたり自己退院したりしやすい．そのため，治療者が患者に対して陰性感情を持つ要因にもなっている．解

JCOPY 498-22950

毒が無事に済んで元気になり,「もう懲りました」と退院した患者がその日のうちに飲酒してしまうことは定番と言っていい現象である. これは他の依存性物質についても同様にみられる.

とくに解毒開始して2週間前後は,患者が気づいていなくても再飲酒の危険がとても高い時期である. このことは治療者・支援者にも知っておいてほしい.「あんな思いをしたのにまたすぐに飲んで!」と呆れたり責めたりしてはいけない.「渇望期」の退院は危険であることを共有し,対策を考えていくことが大切である.

「渇望期」の症状の特徴を 表4 に示す. これをチェックリスト 図1 にして症状が出る前から患者と一緒に確認していくとよい. イライラの原因がスタッフや他の患者,入院環境によるのではなく,依存症の典型的な症状であり,背景に強い飲酒欲求があることを丁寧に説明して,この時期を安全に乗り切ることの重要性を繰り返し伝える. 無事に乗り越えられたときは十分に評価する. 短期間の入院治療による解毒だけでは,依存症は何も変わらないことを患者と共有し,退院後の対策につなげたい.

5. うつ病のある患者

アルコール依存症患者の対応が難しい理由の一つとして,身体疾患の合併と共に,精神科疾患の併存症の問題がある. その中でもうつ病は代表的なものである. うつ病が元にあって苦痛軽減目的にアルコールにのめり込んだ結果,依存症になった例と,アルコール依存症の経過の中でうつ病になった例とがある. 治療的には,両者を分けて治療するのではなく包括的に治療するべきである.

うつ病をアルコールで自己治療した結果がアルコール依存症であり,自己治療していない結果がうつ病ではないかというくらいに,両者の患者特性は似ていると感じている. 先の6項目にしても,うつ病患者に当てはまるものであり,人間不信と自信の喪失もうつ病の特徴ともいえよう.

うつ病のあるアルコール依存症患者を治療する場合,まずはアルコールの影響をなくしたいと考えるのが普通である. 解毒入院してアルコールが抜けただけでうつ病が改善した,と評価されることも少な

表4 渇望期にみられる特徴

1. 焦燥感が高まり，易刺激的，易怒的で威嚇的，暴力的態度をとりやすい．
2. 病棟のルールを守れず，自分勝手な行動が目立つ．
3. 過食傾向がみられ，喫煙も増える．
4. 異性やギャンブルなどに関心が高まる．
5. 頭痛，歯痛，不眠，いらいらなどの苦痛を訴え，頻回に薬を要求してくる．
6. 借金や仕事上の約束などを理由に，唐突な外出外泊要求をしてくる．
7. 入院生活に対する不満を訴え，あるいは過剰な断薬の自信を表明して唐突に退院要求をしてくる．
8. 弱々しい患者や若いスタッフに対して「弱いものいじめ」や「あげあし取り」をし，排斥したり，攻撃を向けたりする．
9. 面会者や外来患者に酒や薬物の差し入れを依頼する．
10. 生活のリズムが乱れ，昼夜逆転傾向が目立つ．

くない．筆者は両者を併せ持つ患者に対して，「アルコール性うつ病ですね」と伝えることもある．また，「お酒が抜けないとうつ病の薬も効かないんですよ」「だから一緒に取り組んでいくことが大切ですよ」と説明している．

　このように背景にある問題が共通することから，対応は同じであればいいことになる．うつ病の対応，アルコール依存症の対応に差異はない．むしろ差異があることが問題である．うつ病患者と同じようにアルコール依存症患者に対応すればいいのである．「うつ病患者には優しい先生が，依存症患者になると人が変わったように厳しくなる」と医療者からの驚きを耳にしたことがある．アルコール依存症患者にも，うつ病患者と同様に受容的・支持的に関われるならば，予後が良くなるはずである．

6. 双極性障害のある患者

　双極性障害の場合はうつ病と同じ対応は必要であるが，注意する点がある．それは飲酒による気分高揚や脱抑制と躁状態が似ていることである．「酒癖が悪い」「酒乱」と思われていた患者が，実は双極性障害の躁状態や軽躁状態であったと後でわかることがある．入院中にアルコールが抜けても気分高揚や脱抑制が続いていて気づかれることが

	症状	5/8	5/15	5/22	5/29	6/5
1	焦りの気持ちが高まり，ちょっとしたことが気になる．腹が立つようになる．周囲に怒りっぽくなり，暴力的な態度に出てしまう．	○	◎	○		
2	病棟のルールが守れなくなる．自分勝手な言動がでてしまう．		◎	◎	○	○
3	過食傾向となったり，たばこの量が増える．	◎	◎	◎	◎	○
4	異性やギャンブルなどへの関心が高まる．		◎	◎		
5	頭痛，歯痛，不眠，イライラなどの苦痛を訴え，すぐに薬が欲しくなる．がまんができず，薬がもらえないとイライラが高まる．		◎	◎	○	
6	借金や仕事上の約束，やり残したことなどが気になり，突然，外出泊したくなる．		○	◎		
7	入院生活に対する不満が出てきたり，または，断酒・断薬の自身がわいてきて，突然退院したくなる．		○			
8	弱々しい患者や若いスタッフに対して，「弱い者いじめ」や「あげあし取り」をし，仲間はずれにしたり，攻撃を向けてしまう．		◎	○		
9	面会者や外来患者さんに，アルコール，薬物の差し入れを依頼する．					
10	生活のリズムが乱れ，昼夜逆転傾向が目立つ．	◎	◎	○	○	

◎かなり当てはまる（2点）　○当てはまる（1点）　5　　16　　13　　6　　2

図1　渇望期チェックリスト（アルコール依存症: 30歳代男性）

多い．これは先に述べた「渇望期」の症状との鑑別が必要である．

　このような場合，患者に疾病教育も含めてきちんと説明のうえ，気分安定薬や非定型抗精神病薬の服用を続けてもらう．気分が安定することで，アルコール問題も軽快することが期待できることを説明して

理解を得たい.

　うつ状態のときよりも躁状態のときに問題飲酒は起きる傾向が強く，注意が必要である．躁状態による問題行動を飲酒によりさらにエスカレートさせ，大きなダメージを患者や周囲にも引き起こすことに留意したい．うつ状態の飲み方はちびちびと継続し，躁状態の飲み方は激しくエピソード的になりやすい．アルコール依存症患者が，酔っていないのに躁的な状態にあれば双極性障害を疑う．

7. 不安障害・パニック障害のある患者

　不安障害やパニック障害とアルコール依存症も親和性が高い．なぜなら飲酒によって不安やパニックに対処しようとするからである．酩酊によりその場の不安やパニックは一時的に軽減することはある．ただし，酩酊から覚めると，以前よりも不安が強くなったり，パニックが起きやすくなったりする．依存症の最大の問題は，ストレスに弱くなり当たり前にできていたこともできなくなっていくことである．このことは患者に説明すると理解してもらえるが，それでもストレス耐性・不安耐性の低下している患者にとって，目の前の不安に耐えることは難しい．わかってはいても，今のつらさを何とかしたいという思いが勝ってしまう．まさに，「わかっちゃいるけどやめられない」である．

　このような患者には，アルコールだけで不安やパニックに対処している状態から，それ以外の方法を取り入れていくこと，アルコールのみで対処しないことに取り組んでいく提案をしていく．その提案を受けてもらうためには，治療者との間に信頼関係を築いていくことが優先される．ただし，ベンゾジアゼピン系薬剤をアルコールの代用に使うと，容易に薬物依存を引き起こしてしまうため注意が必要である．

　正論をぶつけるだけでは何も通じない．そのことは，患者はすでにわかっているからである．わかっているのにできないから苦しんでいるのである．患者を追い詰めるとより不安は高まり，飲酒に向かわせることになりかねない．いかに安心感を提供できるかが大切であることは言うまでもない．

JCOPY 498-22950

8. 統合失調症のある患者

　統合失調症患者を合併している場合，アルコール問題にどのように対処すればいいだろうか．統合失調症の症状による苦痛緩和目的に飲酒する例もあるだろう．ただし，統合失調症患者にアルコール依存症が合併する例は，他の精神疾患と比較してそれほど多いわけではない．そもそも患者に飲酒習慣がそれほど多くないこと，服薬しているため飲酒は控えるように言われていることなどが影響しているかもしれない．

　対応については，ニコチン依存が参考になるように思う．医療機関の施設内全面禁煙が施行されることになり，アルコール依存症患者は大きな影響を受けた．「喫煙できないのであれば入院はできない」という患者は多かった．そのため，苦肉の策として，筆者が勤務する医療機関では，病院敷地に隣接しているが病院の敷地ではない土地に喫煙所を作らざるを得なかった．

　しかし，依存症患者を除く統合失調症の入院患者では，ほとんど苦情はなく施設内全面禁煙を受け入れてもらえた．もしかしたら，禁煙同様，飲酒してはいけないというルールがあれば断酒できる人が多いのかもしれない．問題は飲酒のコントロールがつかなくなると，必要な服薬が滞ってしまうリスクが高くなることである．また，飲酒が病状の悪化を引き起こす可能性もある．

　さらに問題があるとすれば，通常のアルコール依存症の治療プログラムに対応することが難しい場合も考えられる．その際は個々の患者に適応した治療プランを具体的に検討することが必要である．

9. 発達障害・知的障害のある患者

　発達障害や知的障害患者の多くも，飲酒にあまり親和性があるとは思えない．ただし，障害により生きづらさを抱えている患者でアルコールと親和性があれば，依存症になる可能性は高くなる．いったん飲酒による酩酊の効用を身に着けると，コントロールがつかなくなるリスクが高い．ADHDやASDでは，それぞれ理由は異なるが，飲酒に焦点づけられるととんでもなく重症にみえて驚かされることがある．過集中やワンパターン化が背景にあるが，視点を変えることができる

と苦もなく問題から離れられることもある.

　ADHD を持つ患者が，治療薬によって苦痛が軽減し，自信を取り戻して飲酒行動がみられなくなった例もある．コンサータ® は ADHD 治療薬で依存性があるものの，流通管理委員会が登録管理していることで，目立った乱用・依存問題はみられていない．必要な患者には積極的に検討されることが望ましいと考えている．生きづらさが軽減できるとアルコールを手放すことにつながる.

　彼らは通常の依存症治療プログラムに対応できない場合が少なくない．コミュニケーションの問題がある場合は，ミーティング形式の自助グループに適応することが困難な例もあるだろう．空気を読めない特性もミーティングの障害になるかもしれない．その際は，先の統合失調症の患者と同様に，患者に合った治療プランを検討する必要がある.

　発達障害や知的障害がある患者の場合，患者を変えることに囚われず，患者に合わせた個別の対応が求められる．患者の特徴や能力に合った治療や支援を提供する必要がある．治療者・支援者は患者の立場に立って考え，変化を急がない姿勢が大切である.

　彼らの回復についても，治療者が患者と良好な関係を築き，孤立を防ぎ，自信を持てるように働きかけ，目標に前向きに取り組んでもらえるように支援を続ける．彼らの自尊感情を高め，意欲を高められる対応を心がけたい.

10. 境界性パーソナリティ障害のある患者

　境界性パーソナリティ障害のある患者は対応に苦慮することが多い．境界性パーソナリティ障害は，見捨てられる不安が強く，それを懸命に避けようとすることが特徴であり，不安定で激しい人間関係となる．相手に対する理想化とこき下ろしの極端な評価となり，思い通りにいかないと激しい怒りを表出する．また，慢性的な空虚感を持ち，衝動的に自己を傷つけたり自殺企図に及んだりする.

　これらは先の 6 項目とも重なるものであり，飲酒行動や薬物使用を伴いやすい．周囲との間にトラブルが絶えず，患者は孤立する．誰とも心が通じていない．このような患者は飲酒もコントロールがつか

JCOPY 498-22950

ず，さらに問題行動が顕著になる．

　アルコール依存症と境界性パーソナリティ障害との背景には，やはり人間不信と自信の喪失が見て取れる．誰とも信頼でつながっていない頼りなさから，不安定で情緒的・破壊的行動に向きやすい．アルコール依存症患者以上に，薬物依存症の女性患者にはルーチンにみられる特徴である．

　アルコール依存症からの回復が，治療者との信頼関係の構築から始まるが，境界性パーソナリティ障害を合併していてもその原則は同じである．さまざまな衝動的な問題行動があったとしても，動じることなく相手を尊重した対応を続ける．試し行為や理想化・こき下ろしもしばしば起きる．それでも振り回されず落ち着いて対応できると，徐々に患者は落ち着いてくる．

　そのためにどうすればいいのか．患者の生育歴を振り返ると，患者の過酷な生い立ちが見えてくるはずである．その中を誰とも安心できる関係を築けず，一人孤独に生きてきた経緯が見えてくると，患者の言動や行動を理解しやすくなる．理解できると共感できる．そのうえで患者を無理に変えようとせず寄り添い続ける．

　命の危険を伴うような状態にあれば緊急の入院を要するが，飲酒問題や他の問題行動を繰り返しても，陰性感情・忌避感情を持たずに信頼関係を築くことを念頭に関わり続ける．これまで述べてきたアルコール依存症患者に対する適切な対応は，境界性パーソナリティ障害の治療にも有効であり，最も重要であることを強調したい．

11. 摂食障害のある患者

　摂食障害のある患者も女性のアルコール依存症患者には珍しいことではない．摂食障害患者にしばしばみられる過食嘔吐は，飲酒行動，薬物乱用，自傷行為などと同じく，「孤独な自己治療」として捉えられることが多い．患者には人間不信と自信喪失があり，孤独で孤立している．やはり心を開けず誰とも安心できる関係を持てていない．この傾向はアルコール依存症の背景と重なる．大量に飲酒した方が嘔吐しやすいため，過食時には飲酒量が増えることもある．

　極端な低体重で生命に危険な状態には早期に介入を要することは言

うまでもないが，そうでなければ，女性のアルコール依存症患者に摂食障害があることは何ら不思議なことではなく，アルコール依存症への介入を適切に行うことで十分である．治療者は摂食障害の症状にいたずらに振り回されることなく，飲酒問題と同様に症状を責めることなく，依存症対応の基本を続けることが大切である．

「今のあなたには必要なんだね」「そうやってこれまで頑張ってきたんだね」「いずれ必要なくなるといいね」という姿勢が望ましい．

12. 慢性疼痛のある患者

慢性疼痛と依存症患者とには共通点が多いことが指摘されている．実際に，慢性疼痛患者には先の6項目（p.5 **表1**）がそのまま当てはまることが多い．そして，人間不信と自信の喪失がある．さらには医療不信を伴っていることが多い．人にSOSを言葉で出せず，痛みで表現していると捉えられる．「心の弱みを身体の痛みという鎧で覆い隠しているようなもの」であると考えている．患者は追い詰められると身体の痛みが増強する．逆に安心できたり前向きな気持ちになれたりすると，頑固な痛みは軽減する．臨床場面でしばしば経験することである．

彼らが治療者に正直な思いを話せるようになり，心の痛みを言葉で表現できるようになると，身体の痛みは軽減する．これは，アルコール依存症患者が正直な思いを安心して話せるようになると，信頼関係が築かれるようになっており，人に癒されるようになる．人に癒されるようになると酒に酔う必要はなくなることとまったく同じである．慢性疼痛を合併している患者に対しても，いたずらにその訴えに囚われず，信頼関係を築いていけると軽快に向かうのである．

心の痛みを安心して話せる関係が患者には必要であることに留意したい．依存症も慢性疼痛も，治療的に有効な方法は共通していると考えている．

13. 処方薬乱用・依存のある患者

処方薬の乱用・依存のある患者は珍しくない．処方薬はアルコールと同様，手っ取り早く気分を変えることができる．日常生活や生きていることの不全感・不快感を解消する目的で多用されることは，アル

JCOPY 498-22950

コールも処方薬も同じである.

　わが国において，処方薬で最も問題となっているのがベンゾジアゼピン系の睡眠薬・抗不安薬である．これは鎮静系の薬物で，アルコールと同じ性質を持つ．そのため，同様の効果を求めて併用されることは珍しくない．というよりむしろ自然なことであろう．これも両者をセットで診ていく姿勢が望まれる.

　アルコールも処方薬も依存症の治療は同じである．ただ，両者の併用により相乗効果で思わぬ事故につながることのないよう注意は必要である．処方薬乱用・依存症患者は，他の違法薬物に比して女性の比率が高い．そして，気分障害や不安障害，パーソナリティ障害などの併存も多い．治療目的に処方された薬物の乱用であり依存であることに留意する．少なくとも処方薬依存を増やすだけの治療にならないようにしたい．「物質による孤独な自己治療」から「人による癒しを得られること」へのシフトが課題である.

14. ギャンブル障害のある患者

　ギャンブル障害のある患者とアルコール依存症患者の背景も似ている．ギャンブル障害患者は，基本的には仕事人間で頑張り屋である．さらに勝負に負けることをよしとせず，勝つまで勝負をやめない．一流のアスリートに求められる素養かもしれないが，ギャンブルは負けるようにできているものである．勝っても結局負けるまでやめられないことがほとんどである．まさにコントロール障害である．借金をしてまでギャンブルにのめり込んだ段階ですでにアウトである.

　アルコール依存症との共通点は他にも少なくない．アルコールに文字通り酔うように，ギャンブルに向かっているときは酔っている状態である．悩みながらギャンブルをしている患者はいない．現実逃避的な使い方も共通しているのである．アルコールをやめるためにパチンコを始めたら，あっという間にのめり込んで大きな借金を作ってしまう．「これなら酒を飲んでいてくれた方がよかった」という家族の嘆きを聞いたことも一度や二度ではない.

　わが国では，両者とも身近にありアクセスしやすく手っ取り早く手を出せる．パチンコに嵌る女性が増えていると言っても，未だ男性中

心であることに変わりはない．昔から，「飲む，打つ，買う」と言われてきたものは共通した脳科学の裏付けがあり，共通の背景があり，有効な治療の手法もミーティングや認知行動療法など共通している．基本は同じであると考え，適切なアルコール依存症の治療を提供していくことが，ギャンブル障害の回復にも大切なのである．

身近に両方のプログラムがあるのなら，患者が問題意識を持って取り組めるものを優先すればいい．どちらかのプログラムに取り組むことは，他の問題の益にはなっても害にはならないはずである．

4 治療がうまくいかない患者の対応

1. 受診をかたくなに拒む患者

受診をかたくなに拒むアルコール依存症患者は，なにも珍しいことではない．むしろ自ら進んで受診する患者の方が稀である．その理由を考えてみると次のようなことが思い当たる．

- 受診するとまちがいなく断酒を強要されるから
- 検査などで飲酒のダメージが明らかになるから
- 場合によっては入院させられるかもしれないから
- 医師と家族が結託して飲めないようにされるから
- アルコール依存症，アル中の烙印を押されるから
- 精神科の患者になりたくないから
- 受診により責められて傷つくことが怖いから

いずれにせよ，飲酒問題を指摘されて責められ，無理やり酒を取り上げられることになると知っているからである．受診により身体的なダメージが明らかになることの不安もあるだろう．飲酒自体が現実逃避的に使われるとしたら，見たくない現実を見ざるを得なくなる．それは患者にとって大きな苦痛である．飲酒による問題について，患者は家族に対して「大丈夫だ」と嘯いていても内心不安に感じている．そのガードをはぎとられることになる．

ではどうすればいいのか．普段から飲酒問題を責めたりやめることを強要したりしないことである．患者を自分では判断できないダメな人と決めつけないことである．受診に抵抗する患者に対して，「あなた

の健康が心配である．無理に酒をやめるようには言わないから，一度受診か相談に一緒に行ってほしい」と伝えることである．そして，依存症に理解のある医療機関を探しておきたい．せっかく受診にこぎつけても，問題を指摘して患者を責めるだけだと治療や相談は続かない．せっかくつながっても中断してしまう．多くの患者は抵抗が強く，一度足を運んでくれるだけでも前進であることに留意して，粘り強く提案したいものである．

　同時に家族が，家族の相談や支援につながることも大切である．精神保健福祉センターや自助グループ，家族会などにつながり，家族教室などにも参加することが重要である．患者を無理やり医療機関に連れていくよりも，家族が支援を受けることが有効であることも知っておきたい．本人が受診に抵抗が強いのであれば，家族だけでも相談につながることが回復の道を切り開くのである．

2. 受診しても治療に反発のある患者

　せっかく受診にこぎつけても，治療者に反発したり，治療に抵抗したりすることも多い．治療者にはいい顔をしても家族に当たる例もある．これは不本意に受診させられたという恨みであり，「そうは家族の思うようにいくか」という抵抗であろう．初診時に，「何も問題はありません」「特に困ることはないですね」「家族が心配し過ぎなんですよ」などと患者は受診の必要性を否定することは，診察室でよく見られる光景である．

　ここからが治療者の腕の見せ所である．何とか家族が受診にまでつないでくれたわけであるから，この糸を切らしてはいけない．「不本意でもよく来てくれましたね」と患者に歓迎の意を表して，診察は別々がいいか家族と一緒でいいかを確認する．まずは本人に困っていることを尋ねることから始まる．その困っていることに焦点を当てた介入が望ましい．そのあとで，「家族の方が何を心配されているのかを聞いてもいいですか」と確認して家族に話してもらう．

　途中，家族の感情的な発言に患者が睨みつけたり怒鳴ったりすることもあるが，「事実かどうかは別として，家族が何を心配しているのかを確認させてくださいね」と患者を制しながら重要な問題の概要を手

短に聴取する．初診時に患者の問題の詳細にまで聴取する余裕がない
ことと，患者の前で問題を並びたてられることで患者をいたずらに追
い詰めることになるからである．追い詰められると次の外来には来て
くれなくなる可能性が高くなるので注意が必要である．

　問題の深刻度はともかく，患者・家族から問題の概要を確認する．
少しでも問題を患者と共有できたら，「このまま放置しておくと悪い
方向に進む心配がありますね．何かいい手立てはありそうですか」と
患者に投げかける．患者を責めない，無理強いしない，患者の思いを
尊重するスタンスが通じると，少しずつ本音を話してくれるようにな
る．家族に余裕がなく感情的に患者を責めるような場合は，家族とは
別に本人の本音を聴かせてもらう．あくまで主役は本人であることを
忘れてはならない．

　第一の目標は，患者が自ら通院してもらえることである．そのため
に，初診の際に治療者を信用してもらえるか否かがカギとなる．初診
の多くの時間をこのことに割くことが大切であると考えている．診察
後に，筆者は「今日はよく来てくれましたね．また来てくださいね」
と声かけをするようにしている．

3. 治療が途切れてしまう患者

　せっかく治療につながっても途切れてしまうことも少なくない．だ
から初診時の対応は重要であるし，その後の治療でも患者のニーズに
合った支援を提供する必要がある．患者の望んでいる情報を速やかに
提供すること，受診してよかったと思ってもらえる何か（受け入れら
れている安心感や困っていることの改善など）を提供すること，また
受診したいと思ってもらえる何か（歓迎されている印象やスタッフの
明るい笑顔・声かけなど）を提供することなどに留意する．

　これらは特別なことではない．患者の不安を受け止め，歓迎の意を
表し，責めず，無理に変えようとせず，患者の困っていることに焦点
を合わせて相談にのるという当たり前のことをできるか否かである．

　それでも途切れてしまうことはある．なぜなら依存症患者は，
ちょっとしたつまずきで諦めたり挫折したりするからである．その際
は，再度受診希望の連絡が入った場合，中断したことや予約に来られ

なかったことを責めずに，明るく次の予約を早めに設定するよう配慮する．「変わりなかったですか．大丈夫でしたか．また来てくださいね」との声かけが治療の継続を左右するのである．

治療が途切れた患者が再度予約を希望してくることは，想像以上に患者にとっては負担に感じることである．自分から連絡してくれたことは良い兆候である．喜んで歓迎したいものである．

途切れたままであれば，家族だけでも通院を続けてもらうか，他の家族支援につなぐことを忘れてはならない．

4. 予約もなく酔って突然現れる患者

酔って突然現れる患者には閉口することもある．酔って絡む患者や暴力的になる患者については先に述べたが，重要なことなので再度ここでも取り上げたい．

酔って突然現れた患者が泥酔であったり酒乱であったりすると，それまでの業務を中断して対応を強いられる．面倒であるが放置できない．指示に応じてもらえるのであれば，点滴や簡便な検査を行いベッドで休んでもらう．一人で帰宅できないようであれば家族に連絡する．その際に，何に困って受診したかを確認する．要領を得なければ，治療を求めて来院したことは十分評価しつつ，今日は時間が取れないので「○月○日○時にぜひ来てくださいね．ゆっくり話を聴かせてください」と伝え，大きな字で紙に書いて手渡すことも一法である．それでも提案に応じられず，暴言などの迷惑行為が続いたり，暴力や器物損壊などがみられたりすれば警察官通報もやむを得ない．

「予約もせずしかも酔って来院するなんてけしからん」と立腹したり，業務が立て込んでいると皮肉の一つも言いたくなったりする．しかし，患者はことの経緯や話した内容は覚えていなくても，どのように対応されたかという印象は残るものである．酔っているからとぞんざいな対応をしたり，責め立てたりすると逆に面倒が大きくなることが多い．穏便に気分を悪くせずに安全に帰ってもらうことが優先される．患者の行動を改めてもらうためには，素面のときに協力をお願いするというスタンスで問題点を伝えて理解してもらうことである．

酔ったときに来院するということは，それがクレームの場合もある

だろうが，そうでなければ何かを求めて来たということであり，医療機関が頼りにされていることの証明であると捉えることもできる．そう思うとあまり腹が立たないものである．

5. 予約を繰り返しキャンセルする患者

　予約を繰り返しキャンセルする患者も多い．そのほとんどが当日キャンセルである．まだキャンセルの連絡が来るだけましである．受診に葛藤している場合や，依存症に罹患したことでストレス耐性が低くなり，ちょっとしたことで受診を諦めてしまう場合，受診に緊張して前日飲み過ぎた場合などが考えられる．

　いずれにせよ，依存症にドタキャンは付き物である．それを責めても始まらない．それが普通であるとの認識で，受診できたことを歓迎する．飲酒が止まっていない依存症患者が，予約の日時に予定通り来院することの困難さを知ると腹は立たないであろう．ドタキャンはありうるものであるという認識が大切である．

　キャンセルを繰り返すことを理由に受診を拒否しないようにしたいものである．快く次の予約を受けることで，受診の敷居は低くなっているはずである．反対に拒否的な態度を見せると，患者は治療から遠ざかってしまうであろう．キャンセルしてもまた予約しようとする患者の態度に，何とかしたいという思いが伝わってくると感じている．来院できるまで何度でも予約を受け付けよう．

6. 治療スタッフに酔って絡む患者

　治療スタッフに酔って絡む患者は厄介な患者である．先にも書いたが，酔った患者を批判することや感情的になって責めることは，何の解決にもならない．より興奮させて攻撃性を引き出してしまうことになりやすいからである．

　この場合，患者と面識があり悪印象を持っていない担当者が対応する．大声を出していたりして他の患者に悪影響がある場合，危険な行動が起こる可能性がある場合は，人数を集めて刺激にならない環境で対応する．

　酩酊患者には，批判的にならず不快にさせたことは謝り，気持ちが収まるように受容的に対応する．患者に言い分がある場合は，「言いた

JCOPY 498-22950

いことはよくわかりました」と受け止め,「そのことについては今度時間を取りますので話し合いましょう」と伝える. 決して小ばかにした態度はとらないことである. このような態度に患者は極めて敏感であり, より患者の興奮をあおってしまうからである.

　普段は素面で言えない不満を酔った勢いて吐露していることも多いので, 患者の言いたいことには傾聴する. そのうえで, やり取りが堂々巡りになって進展しなければ帰宅を促す. それも難しい場合は, 家族に連絡して連れて帰ってもらう. その余裕がなく, 危険が切迫している場合は警察に通報する.

　当日は穏便に引き取ってもらうことに主眼を置き, 別の素面の日にこの日の問題について話し合うことが望ましい. 患者は素面に戻ったとき,「やらかしてしまった」と後ろめたい思いを持っている. 問題を直面化して責めると, その思いとは裏腹に突っ張ってしまうことが多いものである.

7. 他の患者を飲酒に誘う患者

　他の患者を飲酒に誘う患者もいる.「みんなで飲めば怖くない」という思いもあるだろうし, 飲まなければコミュニケーションを取れない人たちでもある. 何の理由もなく, 一緒に飲むのがアルコール依存症患者である. だから特別騒ぐことはないだろう. アルコール依存症患者が集えば話は酒のことだろうし, 当然酒を飲む話になるであろう.

　ただ, 自分で飲酒することは症状でありやむを得ないが, 治療を受けて何とかしたいと頑張っている人にとっては, 治療の足を引っ張ることになる. 誘われた患者が誘う側になることもある. いずれにせよ, 飲酒に向かう勢いが治療の場で広がると次々と飲酒してしまうことになり, 治療どころではなくなる. これは避けたい. 避けられないかもしれないが,「他の患者の治療の足を引っ張ることになるから, 自分で飲んでも人を誘うことはやめてほしい」とお願いしておく.

　誘われる側には,「この人は誘えば飲むだろうと思う人を誘っていると思うけれど, それについてはどう思いますか」と投げかけることもある. 誘われて飲酒することは避けられない面もあるが, その場合, そのことを治療に生かせるような対応を心がけたい. 他の患者を飲酒

に誘ったことを理由に，治療の場から追放するようなことは避けてほしい．

8. 入院してもすぐに退院してしまう患者

入院してもすぐに退院してしまう患者は多い．それを治療者は，やる気のない患者，動機づけされていない患者，ダメな患者，弱い患者などと評価してしまいがちである．患者がすぐに退院してしまう理由を挙げてみたい．

- 入院前の動機づけが十分でなかったから
- ストレス耐性が低下しているから
- 素面でいることがつらいから
- 入院後に渇望期などで飲酒欲求が高まったから
- 集団生活が苦痛でストレスだから

こうして，「やっぱりやめられない」「入院しなくてもやめられる」「早く仕事をしないと」「気に入らないスタッフ（患者）がいる」「病棟が合わない」などと理由はさまざまであるが，説得にも応じられずその日のうちに退院することが多い．その際は1日も待てないくらい焦燥感が高まっている．聴く耳を持たない状態である．

「すぐに入院したい」と訴える患者ほど，「すぐに退院したい」というものである．治療意欲が高いからではなく単に待てないからである．簡単に入院して簡単に退院してしまうことにはプラス面とマイナス面がある．プラス面は，病棟に馴染んでもらうこと，気軽に入院を考えられること，多職種との接点が増えること，プログラムに触れる機会が得られることであろう．マイナス面は，入院治療に失望してしまうこと，自信をなくすこと，スタッフが手続きなどに追われることなどである．

しっかり外来で治療関係を築き動機づけをしてから入院する方法と，入院治療を望めば気軽に何度でも提供する方法とに分かれるが，要はどちらであっても治療者が患者と信頼関係を深め，動機づけを進めていくことが大切である．入院しても失敗を繰り返す患者であっても，治療者が陰性感情・忌避感情を持って入院にダメ出ししないことに留意したい．「あの患者はもう入院させないでください」というス

JCOPY 498-22950

タッフの言葉に，強い陰性感情が見て取れる．

9. 入院を何回も繰り返す患者

　入院してもすぐに退院してしまう患者と同様に，入院を何回も繰り返す患者も多い．入院中の素行が悪かったり，治療への取り組みが熱心でなかったり，依存的であったりする患者は，スタッフから入院を拒まれることもある．入院は何回までと規定することに意味はない．必要であれば何度入院してもいいはずである．要はその入院は意味があるのか，治療的なのかを吟味することである．

　たとえいわゆる「逃げ込み入院」であっても，治療的であれば拒むものではない．生活が立ち行かなくなったり身体が苦しくなったりして入院を希望してくる場合も入院適応である．以前言われていた「もっと苦しんだ方がいい」「底をつけばいい」「痛い目に合わないと変わらない」などの考えは危険である．依存症は病気である．懲らしめてよくなる病気はない．むしろ悪化するからである．

　治療的に有効な入院であれば，あるいは有効な入院にできれば，入院は何度でもいいと思っている．ただ，治療者がマンネリに陥って病棟に入れておくだけでは，大した効果は得られないかもしれないことに注意が必要である．

10. 入院中に何度も飲酒する患者

　入院中に何度も飲酒する患者についてどう考えるか．これは治療者にとっては大切なことである．再飲酒は症状である．これを責めることは見当違いであることは繰り返し述べてきた．以前は入院中に飲酒すること（スリップ）は「いけないこと」として責める風潮があった．これは，うつ病患者が，入院中にうつ症状が悪化して責められることと同じではないだろうか．治療者が入院中にスリップを責めるスタンスであると，患者は正直になれず飲酒を頑なに否定することが増えるだろう．正直になることと逆の方向に強化してしまうことになる．

　入院中に治療者の期待に沿って何の問題も起こさず意欲的にプログラムに取り組む優等生ほど，退院後に速やかにスリップすることがある．患者会の会長を務めた患者が，退院後にスリップしたという情報が病棟に伝わる．スタッフは驚き，「どうしてだろうか」と不思議がっ

ていたことを筆者は覚えている.

　病棟での優等生は, 周囲からの評価に囚われ, 自分の問題に向きあえていないことが起きやすいからである. 立派に患者会の会長を務めた患者は, 会社でも同じ役割を果たしてきたのではないだろうか. だから入院しても何も変わっていないのではないか. 退院した患者は, 一仕事を終えた開放感から飲酒する.

　とすると, 入院中に問題が表面化している方が介入しやすいことになる. 何が足りないか, どうすればいいかを多職種スタッフと検討することができる. このことが大切である. 問題があるから一緒に対策を考える機会になる. 患者は漫然とスリップを繰り返し, 治療者は単に飲酒を批判するだけであれば入院している意味はないかもしれない. スリップは問題や失敗ではなく症状である. スリップの背景を考え協働して入院中に対策を具体化することが大切である.

11. 入院中に問題行動を繰り返す患者

　入院中に問題行動を繰り返す患者は厄介な患者である. 何らかの理由で望んでいないのに仕方なく入院している患者, 元々ストレスに弱い患者, 他の精神疾患を併存している患者などを除けば, 入院中の問題行動はアルコールが切れた後の飲酒欲求に基づくことが多い.

　アルコール依存症患者は飲酒できないだけでも苦しくなる. 離脱症状が終わると続いて「渇望期」の症状がみられる. 渇望期は入院直前まで飲酒していた患者では顕在化しやすい. 渇望期は, 入院して1〜2週間してみられる情動不安定な時期であり, 苛々して自己退院してしまったり, トラブルを起こして強制退院になったりすることがある.

　ちなみに, 他の患者にも重大な悪影響を及ぼすため任意入院患者は退院となる. 重大な問題行動として, 筆者らは暴力行為, 依存性物質の持ち込み, 性的逸脱行為, タバコ・ライターの持ち込みと定めている. これは入院治療の重大なルール違反で退院となるものである. ただしほとんどの場合, 外来には速やかに受診するように促している. 病棟のルールが守れなかったので退院にはなるが, 治療から脱落しないことが大切である. 羞恥心から大量飲酒に向かったり, 治療中断してしまったりすることが多いため, 速やかに外来予約を入れて来院を

JCOPY 498-22950

促すことが大切である.

　前述した「渇望期」の症状に対して,治療者が症状と認識できないと,患者に対して陰性感情・忌避感情を募らせてしまう.加えて,入院する患者に対して,前もって十分説明しておくことが大切であり,入院治療の成功のためには,渇望期を安全に乗り越えることがカギになることを繰り返し説明しておくことは先に述べた通りである.

　そのために,筆者らは渇望期チェックリストを使って,渇望期の兆候が出る前から担当者と頻繁に確認することを推奨してきた.頻回な面接や努力への励まし,薬物療法の強化などを通して,1日1日乗り越えていく.この時期は1〜2か月すると徐々に落ち着く.別人のように落ち着く患者の姿をみるにつけ,依存症特有の症状として捉えることの大切さを実感している.

12. 治療者に暴言・暴力のある患者

　暴言・暴力のある患者は最も厄介で関わりたくない患者であろう.ただし,アルコール依存症患者では,以前に比べて随分とおとなしくなっており,暴言・暴力も減少した印象はあるが,暴力的になることは珍しいことではない.治療者に対して重大な暴力があった場合,原則的には警察への通報を行い事件として扱ってもらう.その後の処遇は警察に委ねる.治療者に暴力があった場合,治療の継続は難しいことが多い.その際は,他の医療機関に移ってもらうか,担当者を変更する.

　暴言も激しければ治療継続はできないこともある.ただし筆者の場合は,怒声を挙げたからと言って「アウト」とするのではなく,その理由について真剣に向き合って傾聴する.激しい言い合いをした後で治療関係が深まる経験を幾度もしている.

　大きな声を出して要求を通そうとする場合,そこで怯まず,感情的にならず,威圧的にならず,もちろん人格否定せずむしろ尊重して対応する.暴力になることは避けつつ,患者の不満を思いのまま吐き出させ,それをきちんと受け止めると患者の信頼を得られることがあり,問題が収まり治療が前進する.溜まった思いを吐き出すことの有効性を示すエピソードである.これについては,医療機関や治療者の

在り方や経験，キャパシティに左右されるものであり，安易に推奨で
きるものではないことをお断りしておく．

13. 治療意欲の低い患者

　治療意欲が低い患者がよく問題にされることが多いが，「依存症患
者は治療意欲が低い」ことは当たり前のことである．問題が起きてい
るからと言って，簡単に依存対象のアルコールを手放そうと決心でき
るものではない．なぜなら，依存症になっている時点で，患者にとっ
てアルコールは最も優先順位の高いものになっているからである．治
療意欲が低いからといって厄介な患者であると受け取ると，治療や支
援はうまくいかない．治療者にとって動機づけは最も重要な役割であ
る．この役割を放棄してはならない．

　人間不信と生きづらさを抱え，自信を失い，失敗を繰り返し，大切
なものを失い，それでも手放せない．アルコールは彼らにとっては生
きるための「命綱」なのだ．だから，問題が起こっていたとしても容
易にそれを手放す決心はつかないのが普通であろう．それを責めては
いけない．

　治療意欲が低いのは，患者にまだ迷いがあること，手放す自信が持
てないこと，手放すとさらに苦しくなること，ストレスに対処する他
の方法が何もなくなることなどからである．だから断酒の決心，断酒
継続の決心をすることは，患者にとって人生が変わるくらいに大変な
ことである．不安があって自信がないから変化を避けたいという思い
もあるだろう．

　とすると，患者に治療意欲を高めてもらうためには，これらの課題
をクリアしなければならない．かつては，「もっと大切なものを失って
苦しめば目が覚めるだろ」という見方をされてきた．しかし，結果は
逆であることが多かったと思う．苦しくなれば苦しくなるほど，アル
コールにしがみつくしかない例が圧倒的に多かった．それは当然であ
る．彼らは変わることに自信も失っているからである．

　それではどうすればいいのか．何度も述べるが，まずは支援者との
信頼関係を築いていくことである．患者の選択を尊重して，飲酒を責
めず，断酒を強要せず，困っていることを話してもらえる関係を作る

JCOPY 498-22950

ことから始まる．アルコールの利点，必要性，患者に果たした役割，生きづらさなどを認めることからつながりはできる．責めたり裁いたりする態度では患者は心の門を閉ざすであろう．

こうして良好な関係を築けたら，動機づけ面接法やごほうび療法（随伴性マネジメント）などを使いながら，患者がどうしたいかに焦点を当てた支援を行う．正直な思いを話してもらえるようになっていれば関係はできており，患者はいくらかでも癒され，エンパワメントされていくはずである．関係もできていないのに動機づけをしよう，治療プログラムや自助グループにつなごうと無理強いしてもうまくはいかない．これまでの多くの失敗はここに起因するのではないかと思っている．

14. 孤独でだれにも心を開かない患者

孤独で誰にも心を開かない患者は，依存症患者では大多数である．そもそも誰にも心を開けないから，依存症になるのだから当然であると言えよう．とは言っても，誰にも心を開かないということは，誰にも本音を言えないということである．誰とも心が通じていないということである．このような人に働きかけ，変わることを促すことは難しい．心が通じていなければ何を働きかけても通じない．

このような患者に対してどうすればいいのか．それは依存症患者への対応の基本通りに働きかけていくしかない．まずは患者を尊重して，無理やり変えようとせず，困っていることはないか問いかけることから始まる．酒をやめるか否かなどは後回しである．とにかく関係ができなければ何も通じないからである．

患者は誰にも心を開けていないため苦しいはずである．だから飲酒に走る．その原理が理解できていれば焦ることはない．患者を否定せず，責めず，変えようとせず，対等に付き合うことである．そして少しでも本音を話してもらえたと感じたら感謝の気持ちを述べよう．患者に敬意を払い続けて関わっていると，少しずつ通じるものである．決して慌てず急がずに関係作りを心がけることである．

15. 生きる望みを失っている患者

生きる望みを失っている患者の対応は難しいことは容易に想像がつ

くであろう．生きる望みがなければ，死んでもいいと思っている可能性が高く，前向きに生きる気力を失っており，希望を持てていない．当然，治療に取り組むモチベーションは期待できず，どうなってもいいという投げやりな思いを募らせる．このような患者は，誰ともつながっていないことが多く，孤独であり，断酒する理由も見当たらない．とても厄介な患者である．

このような患者に対して，どのように関わればいいのだろうか．簡単に何かが変わるとは思えない．誰かとつながっていれば，信頼関係ができていれば，生きる望みを失うことはなかったはずである．患者は間違いなく孤立している．そして生きる自信を失っている．だから酒を手放せない．

彼らに生きる望みを持ってもらうために何ができるのだろうか．やはり関係作りから始まる．関係ができていなければ何の影響も及ぼすことはできない．生きる望みを失っている患者を勇気づけ，生きる意義を感じてもらうためには，信頼関係が築けていなければ無理である．信頼が築けたら，少しずつ患者は癒されるようになる．癒された患者はエンパワメントされる．そうして初めて患者は変わることができる．人とつながることで人は生きる力を得ることができる．生きる望みを得ることができる．人間不信と自信喪失が解決されたとき，アルコールに酔う必要はなくなっており，アルコールの役目を終えることになる．

16. 治療者が陰性感情を募らせる患者

治療者が陰性感情を募らせる患者は，治療者からみて厄介で関わりたくない患者である．その内容はこれまで述べてきた例がそうであり，それ以外にも相性が合わなかったり，怒りが抑えられなかったり，関わりたくなかったりする．

この問題にこそ治療者の意識改革が必要である．本書はそのためのものである．患者に陰性感情を持った状態では，治療がうまくいくわけがない．信頼関係を築くことが最重要課題であるのに，治療者がそれとは逆の感情を持っている場合，うまくいくわけがない．

ではどうすればいいのか．治療者が意識を変えるか，治療者から降

JCOPY 498-22950

りるか交代するしかないだろう．ただし，陰性感情を持つたびに治療者が交代していたのではきりがなくなる．依存症患者に対する陰性感情は，治療者が克服するべき課題であることに留意しなければならない．

そもそも誰もが依存症患者に対して陰性感情を募らせる可能性がある．筆者自身も長年にわたって陰性感情から逃れられなかった．患者と関わることが苦痛であり，病棟にも行きたくなくなるような患者もいた．陰性感情を持つと患者と会うこと，会話することは減っていく．減っていくとさらに苦手な患者となる．筆者が苦手な患者は，どのスタッフも関わりたくない患者であった．

患者は避けられていることには敏感で，ちょっとしたことでもスタッフと摩擦が起きたり，不機嫌に攻撃を向けたりした．ますます治療者にとって厄介で関わりたくない患者となり，治療の結果も惨憺たるものであった．患者の思いを想像することもなく，表面をなぞるような対応に終始してしまっていた．

筆者の厄介で関わりたくない患者への対応が変わったのは，患者がどのような思いでこれまで生きてきたのかを想像するようになってからであった．生育歴を辿ると過酷な生い立ちが浮かび上がってきた．患者の周囲には誰一人信頼して頼れる大人がいなかった．それどころかいつも傷つけられてきた．信じた大人にもひどい目にあってきた．そんな例が驚くほど多かった．厄介な患者の共通点を挙げると，それは「人間不信」であった．誰も頼れる大人がいなければ，すべてにおいて孤独な子供一人でうまくいくわけがない．努力をしても頑張り方もわからない．失敗を重ねてしまう．そして「自信の喪失」が加わる．彼らは総じて生きることが不器用である．大きなハンデを背負っている．

人から傷つけられてきた人が，人を信じられるわけがない．素直で正直でいられるわけがない．人と関わると傷つけられないように身構えるだろう．人に対して距離を取ったり壁を作ったりして自分を守るか，攻撃されないように突っ張り敵意を向けるかであろう．不安や心細さを見せると傷つけられるからである．

筆者は，患者ひとり一人に対して，「これまでどのような思いで生きてきたのかを教えてほしい」「あなたのことを教えてほしい」と謙虚にお願いした．初めは警戒した患者も少しずつ話してくれるようになった．そこには，酒に頼るしかなかった必然性が見えてきた．

　先に述べた6項目の特徴は，このときにどの患者もあまりに共通していることに驚いて書き留めたものである．そして，依存症患者にとっての飲酒は，「人に癒されず生きづらさを抱えた人の孤独な自己治療」であると気づいた．そのような彼らが治療を求めて来てくれていることを考えると，「ようこそ」と歓迎したい気持ちが自然とわいてきた．そして，ひとり一人の患者と真摯に向き合わなければと思うようになった．

　厄介で関わりたくないと思う患者ほど，人間不信が強い過酷な生い立ちを持っていることに気づいてからは，何よりも治療の基盤として信頼関係を築くことが優先されることを確信した．相手を尊重して関わると心を開いてくれる患者が増えてきた．そして安心できる関係ができてくると，患者自身が変わり始めることを知った．患者が求めていたのは，人とつながり，人から癒されることなのではないかと思った．しかし，どうすればそれができるのかわからない．経験したことがないからである．

　そんな患者と信頼関係が築かれていくと，患者は自然に酒を手放し始めたのである．これは筆者にとって大きな驚きであった．彼らにとって，酒は害や悪ではなく，長年唯一の友人であり命綱であったと感じた．だから，酒を無理やり引き離したり一方的に避難したりしてはいけないのである．そして，彼らと信頼関係が築かれると，治療者は自らの陰性感情を払拭できるようになっていく．

17. 何をやっても治療がうまくいかない患者

　何をやっても治療がうまくいかない場合，それはどこかに問題があるのだろう．患者の能力の問題，動機づけの問題，提供する治療が患者に合っていない問題，治療関係の問題などが推測される．これらのうちのどれか，あるいはいくつかが原因として考えられるのではないか検討してみる必要がある．そのどれもが当てはまらなければ，まだ

JCOPY 498-22950

表5　治療がうまくいかないときチームで見直すこと
1.　治療者が患者に陰性感情を持っていないか 　2.　良好な治療関係ができているか 　3.　患者の望んでいることは何か 　4.　治療者と患者の治療目標は一致しているか 　5.　患者に動機づけができているか 　6.　患者が変わる力を適切に評価できているか 　7.　患者をエンパワメントできているか 　8.　治療者が結果を出すことに焦っていないか 　9.　薬物療法だけで患者を変えようとしていないか 　10.　患者の変化にブレーキをかけている他の要因はないか

　結果が出ていないだけなのかもしれない．治療を続けていけばいい．そして患者と共に見返すことを続ければいい．プログラムをやったからといって，自助グループに通ったからといって，人はそう簡単に変われるわけはない．治療者はそのことを知っていて焦らないように余裕をもって見守る姿勢が求められる．

　無理に変わろうとすると，限界が来たときに壊れてしまうものである．患者のペースをコントロールしようとするとうまくいかないことが多いものである．「うまくいかない」のではなく，「まだ変わる準備ができていない」と理解した方がいいこともあると思う．

18. 断酒意欲があるのに全くやめられない患者

　断酒の意志があるのに全くやめられない患者について，どう考えればいいだろう．やる気が空回りしている例である．意欲を見せて，治療者や支援者に認めてほしいという思いが強すぎて苦しいのかもしれない．優等生の患者は苦しいことは先にも述べた．そのような患者には，やめられなくても寄り添い続ければいいのである．うまくいかなくても責めないことである．

　断酒意欲があるのにやめられないのは，患者がまだ楽になれていないからである．人と信頼関係が築けておらず，人から癒されていないからである．気持ちはあっても苦しければアルコールは手放せないのは当然である．断酒を焦ることはない．患者が正直な思いを話してく

れたら，その都度そのことを認めて評価してあげればいい．断酒でき
ることよりも正直な思いを話してくれたことを喜びたい．そして，「本
音を話すと少しホッとして楽になれませんか」「本音を話すって大切な
んですよ」「そんな思いでこれまで頑張ってきたのですね」などと肯定
的に患者を受け入れ続ければ，そのうち結果は出てくるはずである．

　断酒は目標ではない．それは人に癒されエンパワメントされた結果
である．断酒を急いだり急かしたりしない方が良い関係を築けること
を実感している．

5 高齢患者，若年患者，女性患者の対応

1. 高齢の患者への対応

　わが国が超高齢化社会に向かうに伴い，高齢者のアルコール問題の
重要性は高まっている．家族の形が変わり，高齢者の孤立はすごい勢
いで進んでいる．家族で高齢者を支えるシステムは崩壊し，高齢者夫
婦，高齢者単身での生活が主となり，それが成り立たなくなれば施設
への入所が当たり前になっている．

　単身の高齢者で人とのつながりが機能している場合はいいが，孤立
している場合，飲酒問題が表面化しやすいであろう．元々飲酒問題が
あった人が，高齢になって孤独感から悪化させる場合，それまで飲酒
問題はなかったのに，定年退職して仕事を失い，空いた時間に飲酒す
るようになってエスカレートする場合に分かれる．

　いずれも高齢になると，若いころのようには飲めない．そのため高
齢者で肝機能などに大きなダメージを受ける例は珍しい．高齢者の飲
酒問題は脳に出ることは周知のとおりである．「脳に出る」とは，ふら
つき転倒が起きやすく，頭部を中心に重篤な外傷を負うリスクや，認
知機能の低下をきたすリスクが高くなることを示している．

　高齢患者は，先の6項目（p.5 **表1**）の内，「自信を持てない」「孤
独で寂しい」「見捨てられる不安が強い」などを満たす例が多い．仕事
をリタイヤし，子供たちは独り立ちをして離れていき，家の中心的存
在からその役割を失い，目標を見いだせず，尊厳が傷ついている．コ
ミュニケーションを取れる人はつながりを持てるが，無口で趣味のな

JCOPY 498-22950

い多くの男性患者は孤独である．仕事人間だった人に多いタイプである．

　このような患者にとって大切なことは，支援者がこれまでの患者の生きてきた人生を認めてあげることである．頑張ってきた彼のプライドを守ってあげることである．そのためには，患者が輝いていたときの話を聴かせてもらうことも一法である．輝いていたときの話をする高齢者は元気になれる．写真を見せてもらってもいい．関心を持って話を傾聴する．それだけでも治療的となる．自信を回復してもらい，孤立から人とのつながりがもてるようになるからである．

　高齢者は自尊感情を高められ，孤立から解放されればよい方向に向かうことも多い．認知症になったり大きな外傷を負ったりすることを除けば，予後は悪くはない．治すというより付き合い続けることが良い結果につながる．尊重を忘れず，気の置けないやり取りができる関係が大切である．

2．若年の患者への対応

　アルコール依存症患者は多様性がみられるようになったとはいえ，やはり中年男性患者が多いことに変わりはない．そのなかで，若年のアルコール依存症患者は少数派である．ただし，一気飲みや大量飲酒による酩酊下での事故などのリスクが高いことは，アルコールに耐性ができていない若年者の特徴である．飲み方や自分の適量がわからないまま，勢いに任せて大量に飲酒するリスクは軽視できない．繰り返し危険な飲酒を行うようであれば，何らかの精神科的な問題が疑われる．

　さらに依存症となると，単なる過ちでは済まされない．依存症にならざるを得ない理由があるはずである．若年の患者であっても，基本である人間関係の問題や生きづらさを抱えていることが想定される．当然，先の 6 項目も満たすはずである．家族内の問題，学校での問題，仕事上の問題など，何らかの問題に苦しんでおり，安心して悩みを吐露したり相談したりできる信頼できる人間関係が持てていないことが考えられる．その生きづらさの SOS が飲酒問題として若いうちから表面化したと捉えられる．

ただ，問題が若いうちに表面化することで，支援の必要性が周囲にわかることになる．若年者は言葉で語る前に行動に問題が表面化することが多い．彼の生きづらさの原因を語ってもらえるようになると，対応策を一緒に考えられるようになる．若いということは柔軟性と可能性があるということである．若年のアルコール依存症患者には，責めたり放置したりせず早期に介入することが求められる．

3. 女性の患者への対応

　女性の患者への対応には，男性とは異なった理解と配慮が求められる．そもそもアルコール依存症の治療自体が，男性患者を念頭に置いて作られてきたものである．医療機関の治療プログラムも自助グループも男性が中心である．女性は治療や回復支援においては少数派になってしまう．

　もちろん，女性のみのプログラムや女性に配慮した回復支援，女性専用の施設，女性だけのクローズドミーティングなどは存在する．しかし，その数も充実度も十分ではない．20 歳代前半では，男性よりも女性の飲酒者が多かったというデータが報告されたことは記憶に新しい．また，女性は女子会で飲酒する機会が増えたが，男性は自宅で一人ゲームに興じるという図式が当たり前になっている．若い女性をターゲットにしたアルコール飲料の CM の多さも企業戦略の転換を表している．

　女性特有の問題としては，思いつくまま挙げると，妊娠年齢の飲酒は胎児性アルコール症候群（FAS）を引き起こすリスクがあること，同じ飲酒量で肝硬変になりやすいこと，女性の飲酒問題は男性以上に周囲や世間からバッシングを受けやすいこと，性暴力を含めた暴力被害を受けるリスクがあること，男性と同じように治療を受けることが困難なこと，女性の飲酒問題は具体的な心理的苦痛と関連が強いこと，安心できる居場所がない例が多いこと，「人に癒されず生きづらさを抱えた人の孤独な自己治療」と理解できる例が多いこと，他の精神疾患を併せ持っている例が多いこと，自己評価が男性以上に低い例が多いこと，男性よりも正直な思いを話してもらいやすいこと，先の 6 項目を初診時から認めてくれる例が多いことなどが挙げられる．

JCOPY 498-22950

　概して過酷な生い立ちを生き延びてきた患者がほとんどであり，治療はこれまで大変な中を生き延びてきた労をねぎらうことから始まる．彼女らには必ず彼女なりに精いっぱい頑張ってきた時期がある．そのことも指摘したうえで，生きるためにアルコールが必要だったこと，その方法も行き詰まってきて苦しい状況にあること，それでもアルコールを手放すともっと苦しくなる不安があることなどを責めずに問いかける．多くの患者は涙を流して同意してくれる．

　一通り話を聴いた後で，「依存症の人にはこのような特徴を持つ人が多いのですが，あなたはどうですか？」と6項目をゆっくり一つずつ伝えていく．3つ目か4つ目あたりで目をウルウルさせる人が多く，6つを言い終わったときに，「全部当てはまります．どうしてわかるんですか？」と驚いたように問い返す人も多い．

　それに対して，「あなたもなんですね．よくこれまで頑張ってきましたね」「これからは一人で頑張らずに一緒に取り組んでいきましょう」と伝える．このようなことが，筆者の外来では20年来の儀式のようになっている．眼をウルウルさせて「どうしてわかるんですか」ということは，これまで誰にもこのような思いを認めてもらったことがないことを示しているように思う．このような患者は，その後も外来に継続して通ってくれる．自分を理解してくれるよりどころを，彼女らは強く求めていると感じている．

　女性の患者は過酷な生い立ちを生きてきた例が男性よりも多いと感じている．暴力被害も少なくない．まずは彼女らに傷つけられない安心できる居場所が必要である．安全でなければ日々傷を深めてしまう．治療どころではないだろう．治療者・支援者は，トラウマインフォームドケアの素養を身に着けておくことが必要であると感じている．

　それでも，女性患者のコミュニケーション能力や正直になれる傾向は，男性患者よりも優れていることが多い．その強みを生かした支援が求められる．

1. 家族が治療に理解がない患者

　　家族が治療に理解がないことは珍しくない．病気や治療，対応についてきちんと学ぼう，正しい知識を身に着けようとする家族は，冷静な対応ができている家族である．逆に，自分の思いや決めつけだけで対応する家族の方が多いように思える．家族の決めつけでよくみられるのは，世間一般の見方と同様，根性論や意志の問題，甘えと捉え，患者を責め立てるケースである．その対応によって，関係は悪化し，病状は悪化していく．そのことに対してさらに患者に対して圧力を強めていくという悪循環がここでも起こる．

　　理解のない家族の対応は，患者を追い詰め孤立させ，依存症を悪化させていく．それを見ても家族は「反省が足りない」とばかりに追い詰めることが多い．追い詰めてよくなる病気はない．むしろ悪化することが常である．こうしてどうしようもなくなり，患者も家族も傷つき疲弊していくことになる．

　　依存症患者に対しては，このような家族が普通である．そのことを認識して，家族の労をねぎらい，支援者は家族とも良好な信頼関係を築いていくことが求められる．家族は不安でどうしようもなく焦っている．そして孤立していることが多い．まずは家族の味方になることである．家族と関係ができて，家族が落ち着き，治療や望ましい対応についての理解が進むと，患者によい変化が見え始めるものである．支援者は患者の味方でありながら家族の味方でもある．これは可能である．そして両者を正しい方向に導くことが必要である．それを可能にする基盤はやはり信頼関係である．

2. 家族から罵倒される患者

　　家族が患者を罵倒することもしばしば起こる．先の治療に理解がない家族がさらにエスカレートすると罵倒が日常的になる．そこには変わらない患者への苛立ちや憎しみまでが表現される．このような状況は速やかに介入して修正しないと暴力に発展して，患者はさらに追いつめられる．

JCOPY 498-22950

　想像してほしい．同じありふれた精神疾患であるうつ病を例にしよう．うつ病患者に元気がない，意欲がない，動けないなどという理由で家族が罵倒したら，患者はどうなるであろう．患者を責め立てたり罵倒したりする家族は，基本である「依存症は病気」という認識ができていない．病人を罵倒する家族はいないであろう．ここにも依存症という病気に対する誤解と偏見が見て取れる．

　極端な話として，「うつ」をアルコールで感じなくしてきた結果がアルコール依存症であり，「うつ」をそのまま素面の状態で受け止めた結果がうつ病であるとみることもできよう．アルコール依存症はうつや不安，生きづらさをアルコールで対処している姿である．つらいからやめられないのだから，罵倒したり暴力を振るったりすることは，本当に回復を望むのであればご法度であることを家族に理解してもらうことは重要である．

　家族が患者に暴力を振るうのは，患者が女性である場合が多い．幼少時からの生い立ちの中で虐待やいじめを受けてきた患者は，さらに傷を深めてしまうことに留意し，患者を守ることが優先される．

3. 患者の言いなりになる家族がある患者

　患者の言いなりになる家族がある場合は，先の例とは別の意味で問題である．言いなりの家族がある場合，問題を先送りすることを助長してしまう．現実を見えにくくし，幼児的な万能感の世界に引きこもり現実とのふれあいが乏しくなる．そのため，酔いの世界に没入しやすくなる．現実的な問題を，家族を使って取り繕い，問題を見なくて済むようにできてしまう．

　何が問題なのか．それは患者自身の生きる力が低下していくこと，自信を失っていくこと，家族なしでは何もできないこと，自分自身の人生を放棄してしまうことになるからである．自分一人では何もできない人間になる．子供がえりと言っていい状態である．このような関係では，容易に患者が家族に暴力を振るうようになる．しかし，患者と家族がこのようなタッグを組んだ状態は容易に崩すことはできない．

　かつて，タフラブの名のもとに家族に患者を突き放すように助言することが正しいとされた．家族が納得の上その決心をできていれば，

それも一法かもしれないが，患者を突き放したり家から追い出したりすることのリスクと，家族を負いつめてしまうことのマイナス面を考慮する必要がある．ショック療法的になってはいけないと考える．

このような状況では，患者はその状況にどっぷり浸かってしまい，変化することはない．当然，治療に取り組むことも，変わるために行動することもない．気分を変えて凌ぐことを，家族を使って強化維持することに走ってしまうであろう．

言いなりになる家族は，患者を責める家族と同様に反治療的であることは言うまでもない．家族が患者から徐々に距離を取れるように対応する必要がある．その経過で家族に暴力が起きた場合，あるいはそのリスクが高い場合は，速やかに介入して家族が直接の支援から降りることが検討されなければならない．

4. 離婚されて家族を失った患者

離婚されて家族を失ったという患者は多い．これは大きな喪失体験である．患者にとって両親の夫婦関係の後を追うような例も少なくない．そもそも依存症は人間関係の病気であり，背景に人間不信がある．6項目をなぞると，夫婦関係がうまくいくことは難しいだろうと想像できる．人を信じられない，本音を言えない，見捨てられる不安が強い患者が，配偶者と親密な関係を維持することは容易でない．そもそも人間関係の問題があったから依存症になったと捉えられる．

離婚に至った経緯はともかく，両者は傷ついている．男性患者はその割切りが難しく，いつまでも妻を追い求めることが起きやすい．ストーカーになる．見捨てられ不安が強く，孤独で寂しいからである．子供があってかわいがっていたならなおさらである．会えない子供の写真を眺めては，泣きながら飲酒していた患者を何人も知っている．その状態から這い上がることは大変であろう．アルコールが原因の多くを占めるはずなのに，その新たな傷を癒すために飲酒に向かう．苦しくなればなるほど酒を手放すことはできない．喪失感のために立ちあがれず自責と後悔に飲み込まれて酔いの世界に没入していく．

このような患者に対して，「元気を出すように」「気持ちを強く持って」と言ったところで耳に入るはずがない．十分悲しんでもらうこと

JCOPY 498-22950

から始まる．ただし，孤独にしてはいけない．つらさに共感し寄り添うことである．立ち直るのに時間がかかる場合でも，粘り強く寄り添うことである．そうするとどこかで乗り越えようとするときが来る．それを見放さずに待つことである．

　そのとき，筆者は，「夫婦の縁は切れても親子の縁は切れることはないですよ．子供があなたを誇りに思えるような存在になりませんか．それは可能だと思いますよ」などと伝えるようにしている．

5. 天涯孤独な患者

　身寄りが誰もないという天涯孤独な患者もある．究極の孤独を生きてきたサバイバーともいえよう．このような患者には，一人で生きてきたことの労をねぎらいたい．「大変でしたね」「一人頑張ってこられたのですね」と受け止めることから始まる．大変ではなかったか，行き詰ったときはどうしてきたか，どんなときに苦労したかなどを話してもらう．詳細を話したくない患者には，「大変だったのでしょうね」と一言伝える．大変だったことよりもその境遇で頑張ってきた患者を認めることが大切である．「そのためには，酒が必要だったのかもしれませんね」というスタンスは，アルコールを悪者にしない点で有効である．

　このような患者は人を当てにしていないことが多いが，実は内面では人を強く求めていることも多い．患者のこれまでの生い立ちを傾聴することで，ここまで生きてきた患者の人生に敬意を払い，患者を認めることから関係作りは始まるのである．足を引っ張る家族がいるよりもスムーズに回復が進む場合もあるだろう．健康な家族のような人のつながりを築いていけるならば，飲酒に向かう必要はなくなる．

７ 生活困難な患者の対応

1. 仕事を失って生活保護の患者

　仕事を失い単身生活を強いられる状況では，生活保護を受けざるを得ないことがしばしばである．患者は仕事を失って生活保護を受けることに引け目を感じており，恥だと思っている例が多い．彼らは総じて働き者である．それは，自信のなさと自己評価の低さを挽回しよう

としているかのようである．アルコール依存症患者に対する「怠け者」「甘えている」などという評価は，依存症の症状であると言っても過言ではない．元々働き者の彼らが，破綻して働けなくなっていると解される．なので，仕事に就こうとすると，何年も働いていなかったのにフルタイムの高給取りの仕事を探してくる．まるで一発逆転を狙っているかのごとくである．

　彼らは生活保護を受けていることをよしとはしていない．早く仕事に就いて「普通」の人になりたいと思っている．ただし，焦りがあるため無理をする．仕事に就いても全力で働こうとする．そして力尽きる．その前にもちろん再飲酒しているであろう．仕事が続かず彼らはまた失敗を経験して自信をなくして傷つくのである．

　仕事に就こうと焦る患者を，無理のないことから始めるように提案することは重要である．ウサギとカメのたとえのごとく，一発逆転を狙うやり方はうまくいかない．コツコツとカメのように仕事に向かう余裕がなければうまくはいかない．生活保護を受けている患者はそんな状況にあるのだと思う．

2. 家を失って施設入所の患者

　家を失って施設に入所している患者は，自分の家を失ったことで傷ついている．自分の基盤を失ったようなものである．施設でも自分自身の部屋を持てていればいいが，複数でシェアするような場合，彼らは周囲に気を使い思うようにできないストレスを感じていることが多い．逆に同居している人たちと気心が知れた関係になれると，飲酒問題にもいい影響がみられる．

　患者が家を持つということは生活の基盤を得るということである．それが賃貸であっても自分の城である．それで何とか自身のプライドを保っている．とすると，ホームレスよりも施設，施設よりもグループホーム，グループホームよりも一人暮らしのアパート，アパートよりも一軒家と自己評価が高まる．彼らが頑張れる目標が住まいであることが多い．そして，人間関係の問題があるため一人暮らしを選ぶのである．

　ただ，家を失ったことで依存症の回復施設に入所できる契機になる

JCOPY 498-22950

ならば，それは回復のチャンスでもある．マックやダルクがその受け皿になると支援が広がるであろう．逆に家がある人が回復施設に入ることは，難しいことが多い．

3. 多額の借金がある患者

　生活保護を受けているだけでも大変であるが，さらに多額の借金を抱えていると大きなハンデを背負っているようなものである．借金の返済に苦労し，取り立てにストレスを感じ，いつも追い詰められている．中には自己破産する例もある．任意整理を要する例もある．彼らは信用をなくし，借りた相手から逃げ回らなければならない．まじめな患者ほど追い詰められるであろう．

　借金は自尊感情を低下させ，自信をなくしていく．堂々と生きていけなくなる．そんな彼らには容易に気分を変えられるアルコールが必要である．現実的な借金の返済計画を立てることは重要である．ただし，借金を返すことを第一の目的とするならば，無理をしてしまい病状は悪化する可能性が高い．

　ギャンブル障害の借金同様，返すことに躍起になることなく，やるべきことに取り組むことが大切である．

4. 親兄弟から見捨てられた患者

　アルコール依存症患者は，親兄弟から見捨てられることが起こりやすい．これも，家族が「依存症は病気である」という認識をもてないことが主な理由である．天涯孤独も厳しいが，親兄弟から見捨てられた患者はもっときついかもしれない．見捨てられるまでに散々批判されてきたことであろう．自分に自信が持てず，見捨てられる不安が強いアルコール依存症患者にとって，実際に見捨てられるということは，かなり傷つく体験になる．その心の傷がまた酒に向かわせる．家族から見捨てられた患者は，家族さえ見捨てる自分を他人が受け入れてくれるはずがない，と考える．そのことが信頼関係を築くことの大きな障害となる．

　見捨てられた彼らは，家族以外の他人と信頼関係を築くことでしか回復しない．親兄弟に見捨てられた患者は傷ついている．その傷を癒せるのはやはり人からの癒しに他ならない．

5. 生活能力の低い患者

　　アルコール依存症患者には生活能力が低い例が多い．それは，依存症によって「ストレスに弱くなり当たり前にできていたことができなくなってしまう」こともあるだろう．さらに，小児期の逆境体験が多く，親や周囲の大人に余裕がなく放置されたり，虐待されたり，当たり前の生活技術を教えられなかったりしたこともあるだろう．また，生来的な能力の問題や発達の特性による場合もあるだろう．また，人間不信から，人に助けを求めたり相談したりすることができない．よくわからないまま自分で対応せざるを得なかったと語る患者は少なくない．これらが重なり合って，不適応を起こし，それを補うために飲酒行動にのめり込むことになったと考えられる．

　　いずれにせよ，過度に飲酒行動に向かうということは，何らかの生きづらさを抱えており，意欲や希望が持てなくなっていることが推定される．このような患者に対して，断酒するかしないかではなく，生活の支援こそが重要である．彼らは日常生活を当たり前に行うことに困っている．その困りごとが飲酒につながる．患者ができることは患者にやってもらい，できないことはできるように支援する．患者の能力を超えたことは要求せずに支援する．このように，患者の困っていること，「生きづらさの支援」を通して，支援が患者に届くことが重要なのである．酒をやめさせることにばかりに囚われた支援であってはならない．

JCOPY 498-22950

Ⅲ. 厄介で関わりたくない依存症患者の対応のコツ

　これまで，厄介で関わりたくないアルコール依存症患者の対応について述べてきた．ここでは，その対応のコツについて再度整理しておくことにする．厄介な患者の最大の原因は人間不信である．ということは，人間不信についてどう対応するか，ということになる．人間不信から人間信頼に変わるために，治療者・支援者は何ができるのか．どうすれば大変な患者が回復するのか．今一度考えてみたい．

❶ 厄介で関わりたくない患者の原因は「人間不信」である

　厄介で関わりたくない患者に共通しているのは，人を信用していないということである．つまり，「人間不信」が強いと言えよう．人間不信が強いとは，相手を信用していないということである．当然，指示や提案は受け入れられない．それだけではなく，治療者や支援者に対して抵抗し敵意を向ける場合もある．

　人は，信用できない相手から自分を変えようとされると抵抗したくなる．自分のプライドを守ろうとする．信用していない他者から強要されることは，誰だって面白くないだろう．そんなことはわかっているのである．正論を押し付けられると，「そんなこともわからないのか」と馬鹿にされていると感じて腹が立つ．「そうしたい，そうしなければ」と思っていても，逆にやめてしまう．

　筆者らの調査でも，「酒をやめろ」「薬物をやめろ」と家族や治療者に言われると，多くは「飲みたくなる」「使いたくなる」と答えている．また，飲酒や薬物使用を責められると，「もっと飲みたくなる」「もっと使いたくなる」と答えている．多くの患者は「やめようと思う」と答えているのに，他者から問題を指摘されると逆の方向に向かってしまうことを示している 図2 ～ 図7 ．

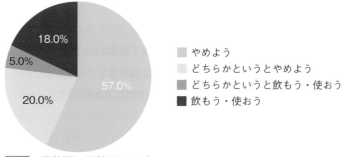

図2 再飲酒・再使用した時

やめよう 57.0%
どちらかというとやめよう 20.0%
どちらかというと飲もう・使おう 5.0%
飲もう・使おう 18.0%

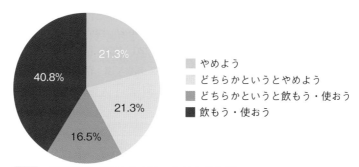

図3 家族から「やめなさい」と言われた時

やめよう 21.3%
どちらかというとやめよう 21.3%
どちらかというと飲もう・使おう 16.5%
飲もう・使おう 40.8%

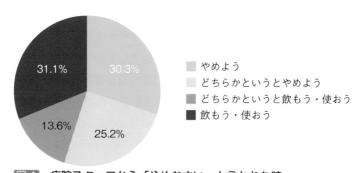

図4 病院スタッフから「やめなさい」と言われた時

やめよう 30.3%
どちらかというとやめよう 25.2%
どちらかというと飲もう・使おう 13.6%
飲もう・使おう 31.1%

　このような態度を取られると，治療者・支援者も頭にくる．「お前のことを思って言っているのにその態度は何だ！」「人の気も知らないで勝手にしろ！」という思いになる．対立である．このようなやり取り

JCOPY 498-22950

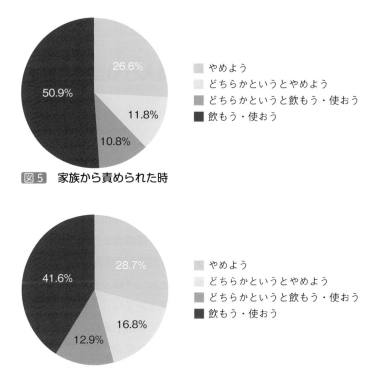

図5　家族から責められた時

- やめよう
- どちらかというとやめよう
- どちらかというと飲もう・使おう
- 飲もう・使おう

図6　病院スタッフから責められた時

- やめよう
- どちらかというとやめよう
- どちらかというと飲もう・使おう
- 飲もう・使おう

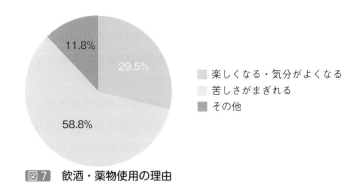

図7　飲酒・薬物使用の理由

- 楽しくなる・気分がよくなる
- 苦しさがまぎれる
- その他

を繰り返し，治療者・支援者に陰性感情を向けられると，患者はいよいよ敵意さえ持ってしまう．そして治療や支援どころではなくなってしまう．患者は傷つく．治療者・支援者も傷つく．そして患者を排除

しようとする．患者は孤立を深め，飲酒や薬物使用に向かう．依存症患者を巡って日常的に起きてきたことは，このようなことではなかっただろうか．

決定的に欠けているのは両者の信頼関係である．患者の人間不信が治療者・支援者を刺激し，治療者・支援者は患者を見下す．その態度に患者は反応してきた．その悪循環により関係は悪化し患者の状態も悪化した．患者はこうして，厄介で関わりたくない患者になっていくのである．

② 人間不信が解決すれば依存症は回復する

忘れてはいけないのは，依存症の根底にはもともと「人間不信」があるということである．それを前提として関わらないとうまくいくはずがない．治療者・支援者の側に，「患者を変えよう」「患者を正そう」という思いが強いと，ほぼ確実に失敗する．先に述べたからくりを熟知しておく必要がある．

さらに言えば，依存症自体が，人と信頼関係が築けて人から癒されるようになり，エンパワメントされると回復に向かう．つまり，人間不信の改善がそのまま治療の核心であることに留意したい．治療者・支援者が酒をやめさせることに囚われると，上下関係となり対等の立場ではなくなる．人として対等であるのに，どうしても劣った人間を正そうというスタンスになる．この落とし穴にはまらないように治療者・支援者は注意が必要である．

依存症の治療・支援において，最も大切なことは患者と信頼関係を育んでいけるかどうかである．人間不信が改善すると依存症は回復に向かう．人間不信が悪化するとさらに厄介で関わりたくない患者を作ってしまう．このシンプルだけれど重要なことを，両者で共有しておくことが最も大切なのである．

③ 信頼関係ができていないのに断酒を強要してこなかったか

さて，以上を踏まえて，これまでの患者に対する自身のスタンスを振り返ってみよう．

JCOPY 498-22950

あなたは患者に対して断酒を強要してこなかったか．断酒を受け入れない患者を批判したり見下したりしてこなかったか．患者に正論をぶつけてこなかったか．患者は否認が強くてだめだと思ってこなかったか．患者の最大の問題は人間不信であると理解してきたか．患者と信頼関係を育もうとしてきたか．患者が飲酒を続ける権利も認めてきたか．患者の人格を否定してこなかったか．飲酒をやめようとしない患者に対して，「もっと痛い目に合わないとわからない」と嘯いてこなかったか．あの患者は一生治らないと見限ってこなかったか．患者の顔もみたくないと思わなかったか．

これらの一つでもあれば，それを修正することが治療者・支援者の責務である．プロフェッショナルとして患者と関わっているのであればなおさらである．とは言っても治療者・支援者も人間である．意識していないとこのような思いが容易に浮かんでくるであろう．だからこそ常に注意しておかなければならない．

❹ 信頼関係づくりが治療・支援の成否を決める

「人間不信が解決すれば依存症は回復する」と繰り返し述べてきたが，とすると，「信頼関係作りが治療・支援の成否を決める」ということになる．信頼関係作りが大切である，とは「わざわざ言われなくてもわかっているよ」と思われるかもしれないが，筆者が言いたいことはもっと踏み込んだものである．

極言すれば，「信頼関係を築ければなんとかなる！」「プログラムやテクニックは二の次である！」ということである．逆に信頼関係が築けていなければ，動機づけもできないだろうし，治療者・支援者の提案も受け入れられないだろう．

これまで以上に，信頼関係作りに最大限注力することの必要性を強調したい．信頼関係を築くことなしに患者の何かを変えることはできない．信頼関係が築ければ，何もしなくても患者は回復に向けて動き出す例を，筆者は多数経験してきた．この治療・支援の土台ができていないのに，患者を変えようとしてきたことが誤りなのである．信頼関係がないままアルコールをやめさせようとしてきたことの問題に，

治療者・支援者は気づかなければならない.

⑤ 心の伴わない治療・支援は反発を生み出す

　これまで依存症の治療経過で，治療者と患者との間に対立が生まれてきた．それが治療を厄介なものにしてきた．信頼関係を築くことに十分配慮せずに，正論を押し付ける治療者に対して，患者は当然反発する．それを許せない治療者はさらに厳しく強要する．「現実を見なさい！」「それは否認だ！」と責め立てる．治療者だというだけで上から目線で叱責されれば，患者はどう思うだろうか．治療者とやり合うか，治療から離れてしまうであろう．そして，いったん治療の場で傷つけられた患者は，二度と治療を求めようとしなくなる．治療が新たなトラウマとなることも珍しいことではない.

　正論を振りかざすのではなく，一人の尊厳ある人間として患者を気遣うこと，対等の立場にあることを心得ていること，誠意をもって親切に関わることなどを通して，心が通う関係を大切にすることが最優先される．患者が治療者に対して反発を募らせているときは，治療者の対応に何らかの問題があるのではないか検討しなければならない.

⑥ 同時に支援者も患者に陰性感情・忌避感情を持ってしまう

　支援者が患者のためと思い提案しているのに，それらに関心を示したり取り組んだりせず否定的な反応をされた場合，支援者は少なからず不快感を持つ．そして，患者に対して友好的ではない感情を持つと，対応が友好的でなくなる．そして負の感情を育んでしまうと，陰性感情・忌避感情となる．両者がこのような感情を持つ場合，治療や支援は成立しない．治療の過程で，患者と治療者が対立して互いが傷つくことは何かがおかしいと考えなければならない.

　支援者の最大の役割は，患者を孤立させずに信頼関係を築いていくことであることは，繰り返し述べてきた．人間不信が背景にあるのが依存症である．そのことを支援者は熟知しておく必要がある．人間不信がある患者と信頼関係を築くことは容易ではない．だからこそ，一方的に患者に指示を出したり，無理強いしたりすることは，支援者と

してはやってはいけないことである．支援者がプロフェッショナルであればなおさら留意しなければならない．支援者が患者に陰性感情を募らせて，よい支援になるわけがない．陰性感情は支援者自身が解決しなければならない大切な課題である．陰性感情を放置したまま支援を続けることは，互いが傷つけあう結果にしかならない．

⑦ 「人間不信」の強い患者との関わり方

それでは，人間不信の強い患者とどう関わればいいのか．これは依存症患者の支援にとって重要な課題である．「厄介で関わりたくない」と支援者が感じる患者は，例外なく人間不信が強い患者である．

支援者が人間不信の強い依存症患者と信頼関係を築くためには，支援者自身がまず，家族や友人，同僚などと信頼関係が築けていることである．支援者自身が人間不信を抱えている状況で，患者と信頼関係など築けるはずがない．支援者は自身が周囲の大切な人と信頼関係を持てており，その人たちから癒されていることが重要である．

そのような支援者が，初めて患者を信じることができる．何を信じるのか．それは，患者の回復の可能性であり，良い方向に変わる可能性であり，患者の良心である．これは駆け引きではなく，患者の持つ良心や可能性，潜在力を疑わず信じることである．

支援者自身が人と信頼関係を持てており，人から癒されていると，患者を楽観的に受け入れることができる．よい方へ，よい方へと受け取ることができる．騙されたり裏切られたりしたとしても，責めずに信じ続けられる．相手を無理に変えようとせず，相手を尊重して寄り添い続けられる．そうすることで，患者に圧力や脅威を与えることなく関係を保つことができる．

これまでの人生において培われた患者の人間不信が，簡単に払拭されるわけはない．支援者は焦ることなくポジティブなメッセージを送り続ける．通じるまで待つ姿勢が患者を安心させる．こうして患者と信頼関係が築き始めたときの喜びは大きいが，これは駆け引きではない．見返りを期待しない誠実な対応が望ましい．

支援者が患者を「いい人」だと思って心を開いて関わり続けると，

表6　人間不信が強い患者対応の基本的な心得 10 か条

1. 患者中心のスタンスを常に維持する
2. 患者に敬意をもって誠実に対応する
3. 患者の現状をそのまま肯定的に受け入れる
4. 患者の問題行動は症状の影響が大きいことを理解する
5. 患者の問題行動は苦痛の軽減により軽快することを理解する
6. 治療目標を症状の消退に焦点づけしない
7. 治療目標は患者の困っていることに焦点づけする
8. 患者の問題行動を責めずに受けとめる
9. 患者に陰性感情を持たずに関わり続ける
10. 患者の問題行動に囚われず信頼関係の構築に努める

患者は「いい人」になる．「信じられる人」だと思って心を開いて関わると，患者は「信じられる人」になる．気持ちが通じたと感じられて嬉しい思いを伝えると，患者も喜んでくれる．

　人を信じられない患者に受け入れてもらうためには，こちらから信じることである．患者をそのまま丸ごと受け入れることから始まる．いいところも悪いところもそのまま肯定的に受け入れる．裏切られても，裏切られても信じ続ける態度が，患者の厚い心の壁を溶かしていくと信じている．信じ続けることで患者の人間不信が解消していく奇跡を経験すると，また人を信じられるようになる．

　人間不信が強い患者対応の基本について　表6　に示す．

8 支援者自身をチェックする

　人間不信の解決は支援者との関わりにおいて可能となる．依存症は一人では回復できない．孤独で孤立した状態で回復することは不可能である．患者の回復は支援者の関わりによると言っても過言ではない．とすると，支援者にはそのために何が必要なのであろうか．

　厄介で関わりたくないと感じる依存症患者を支援する際に，支援者として望ましいことについて　表7　に示す．

表7 厄介で関わりたくない依存症患者の支援者として望ましいこと
1. 支援者が健康で余裕があること
2. 支援者が人を信じられていること
3. 支援者に「安心できる居場所」と「信頼できる人間関係」があること
4. 支援者が人に癒されていること
5. 支援者が治療において成功体験を持つこと
6. 支援者が回復した患者に会うこと
7. 支援者が回復を信じられていること
8. 支援者が回復した患者とつながっていること
9. 支援者が回復に楽観的な考えを持っていること
10. 支援者が患者を無理に変えようとしないこと
11. 支援者が患者を正そうとしないこと
12. 支援者が患者を人として尊重できていること
13. 支援者は患者と対等の立場にあると理解していること
14. 支援者から無条件で患者を丸ごと信じること
15. 支援者が他の治療スタッフと信頼関係が築けていること

⑨ 自身の持つ患者に対する陰性感情・忌避感情を扱う

　依存症患者を支援する際に最も障害になるのが，支援者の患者に対する陰性感情・忌避感情である．支援者は，自身のこの感情を払拭できるように取り組まなければなければならない．でなければ患者と信頼関係は築けない．築けなければ患者の回復を支援することはできない．

　筆者がまず大切にしていることは，患者の幼少時からの生育歴に視点を向けることである．その多くは小児期逆境体験を複数経験しており，身体的・心理的・性的虐待やネグレクトを経験している．そのような状況では，人は「自分を助けてくれる存在」ではなく，「自分を傷つける存在」として意識されるであろう．周囲に安心して頼れる大人がいなければ，一人で不器用に頑張るしかなかったのではないだろうか．自分を守ってくれる人からの安心感を得られない中で，患者は生きづらさを抱えて生き延びるしかなかった．そのとき，行き詰まってどうにもならなかった自分を助けてくれたものが，アルコールであっ

た.

　その生い立ちを聴取すると，彼らなりに懸命に生きていた歴史が見えてくる．それはサバイバーの歴史と言っていいだろう．孤独に生きてきた患者の思いに共感できると，陰性感情はやわらぎ忌避感情は消退する．陰性感情・忌避感情が払拭できていない場合，支援者が患者の表面的な問題しか見ていないか，人として共感できていないか，人として尊重できていないかであろう．同じ人間として，患者の境遇に支援者が自分を置いたときに，患者を責められるだろうか．支援者の想像力と共感力が問われる．

　それ以外にも陰性感情・忌避感情を募らせる要因はいくつもある．たとえば，患者を病者としてみないと，当たり前にできるはずのことができない場合に，怠けや甘えとして誤った捉え方をしてしまう．入院の際の渇望期の症状も陰性感情を募らせる大きな要因となる．攻撃を向けられたらなおさら陰性感情が高まるだろう．期待がことごとく裏切られることもある．関わる中であらゆることが陰性感情につながる可能性がある．世間一般の依存症患者に対するスティグマの影響も皆無ではないだろう．これらを放置していると，陰性感情・忌避感情は増殖していく．

　支援者が自身の陰性感情・忌避感情に向き合って修正することの重要性は，強調してもし過ぎることはない．

⑩ 厄介で関わりたくない患者ほど劇的に回復する

　厄介で関わりたくない患者ほど劇的に回復する可能性がある．人間不信が強い患者であっても，人からの癒しを求めている．人と信頼関係というものを持ちたいと思っている．ただ，どうすればそれが持てるのかがわからない．なぜなら，これまでそのような信頼関係を経験したことがないからである．イメージできないことは不思議ではない．

　「人に癒されたい」という思いを持ち続けている患者は，それを支援者たちから得られたときに劇的に回復するであろう．支援者が，患者が求めているものを適切に提供できたとき，求めているものと提供されるものが一致することになる．そこに築かれているものは，信頼関

JCOPY 498-22950

係である．信頼関係が築けると人に癒されるようになる．人に癒されるようになるとアルコールに酔う必要はなくなる．そして，気がついたときには回復の喜びを実感できるはずである．

　この動きはドラマチックな場合も少なくない．厄介で関わりたくない患者が，人との関わりで劇的に変わることを経験した支援者は，人を信じることの勇気をもらえるだろう．回復支援に楽観的になれる．厄介で関わりたくない患者を厄介だと思わなくなる．この支援者の変化が，支援者にとっても患者にとっても大きな力になる．このような経験を得られた支援者も劇的に変わる．人を信じられることのとんでもない重要性に気づくであろう．

⑪ 患者と信頼関係を築けると支援者も幸せを感じられる

　厄介で関わりたくない患者と信頼関係を築けることの意義の大きさについて述べたが，意義の大きさだけではない．患者と信頼関係を築けることで，支援者は患者から癒されるようになるのである．信頼関係は一方が他方に提供するものではない．支援者が患者に提供するものではない．対等の立場にある関係において，両者によって築かれるものである．

　患者は支援者と信頼関係を築くことで癒されるように，支援者も患者から癒されるようになる．なぜなら信頼関係は双方向性のものだからである．患者が癒されているとき，支援者も癒される．温かい思いに満たされる．アルコールなどの物質で得られるかりそめの癒しではない，本物の癒しを得ることができる．ここに人間関係の素晴らしさがある．誰も傷つかない誰も傷つけない支援は可能である．そのことを実感させてくれる．

　私事になるが，私は15年ほど前から外来診療が楽しくてしょうがない．それは，多数の人間不信を抱えた依存症患者と共に，信頼関係を築く作業を日々行うようになってからである．患者にアルコールや薬物をやめさせる診療から，信頼関係を築く診療になった．対立はもちろんない．摩擦も感じない．患者の望む方向の支援を続けながら，患者の生きづらさを改善する支援を続けながら，信頼関係をゆっくり

築いていく.

　初診では「ようこそ. よく来られましたね」と, これまでの苦労を
ねぎらい, 患者が困っていることに焦点を当て, 一緒に考え, 「また来
てくださいね」と笑顔で送り出す. 次に来てもらえると心から喜ぶ.
アルコールや薬物が止まっていない患者が, 予約の日時に受診するこ
との困難さを知ってから, 受診しやすいように, こちらの都合を可能
な限り患者に合わせるようにした. 患者が受診してよかったと思って
もらえるよう向き合うようにした.

　こうして両者の会話が多くなり, 笑顔が多くなり, 治療が継続する
ようになり, 徐々に回復する人が増えてきた. 止まらなくても責める
ことなく体調を心配する. やめるように言わずやめられないことを責
めず, 来院してくれたことを喜び, 困っていることの対応を一緒に考
える. それだけである. それだけで診療は心温まるものになっている
と感じている. 筆者が一番楽しく癒されているのかもしれない. そん
な筆者を見て患者も喜んでくれているようである.

　支援の場が温かい雰囲気になっており, 笑顔が多くみられるようで
あれば十分 OK だと思っている. そのつながりを多職種, 他の関係機
関, 自助グループへと広げていければそれにこしたことはない.

⑫ 厄介な依存症患者と上手に関わるコツ

　厄介で関わりたくない依存症患者と関わるコツは, 同様に関わりた
くないすべての患者に共通するものである. 依存症患者であっても,
それ以外の患者であっても, 厄介で関わりたくないと支援者が感じる
最大の理由は「人間不信」だからである. 言い換えると, 治療関係を
築くことが困難で治療が難しい患者の多くが人間不信を抱えていると
いうことになる. 共通点は, 小児期逆境体験の多さであり過酷さであ
る.

　幼少時に植え付けられた人間不信が, 生きてきた経過で広く根を
張って患者の健康を害してきたと言えよう. 多くの精神疾患の根源が
幼少時からの過酷な生い立ちに起因する. 患者にその責任はない. 親
を責めても仕方がない. その親がやはり逆境体験を多く重ねてきてい

表8　厄介で関わりたくない患者の治療的対応の留意点

1. 厄介な患者にこそ治療・支援が必要である
2. 厄介な患者はいつまでも孤独でエンパワメントできない
3. 厄介な患者ほど信頼関係を築けると劇的にかわる
4. 厄介な患者と信頼関係を築けると病気や症状はよくなる
5. 厄介な患者と信頼関係を築くことに専心することが大切である
6. 治療者は厄介な患者に対する自身の偏見・スティグマを見つめる
7. 治療者は厄介な患者に対する自身の偏見・スティグマを克服する
8. 厄介な患者でも治療者の関わりで変わることができる
9. 厄介な患者と信頼関係を築けると他の患者とも容易に築けるようになる
10. 厄介な患者の回復は精神科治療者を勇気づけてくれる

表9　厄介で関わりたくない患者の対応の手順

1. 患者に対して「厄介で関わりたくない」と思わないこと
2. 患者を笑顔で歓迎すること
3. 患者に対して味方になりたい意思を伝えること
4. 患者の困っていることを聞き取ること
5. 患者の困っていることを支援すること
6. 患者を正そうとしないこと
7. 患者に押し付けることはしないこと
8. 患者にいい変化があれば指摘して喜ぶこと
9. 患者に悪い変化があれば懸念を示すこと
10. 患者が正直な思いを話してくれたら感謝すること

ることが通常だからである．犯人探しをするのではなく，このような境遇で育つ状況で，生きるために大切な「人からの安心感，安全感」を身に着けられなかったことが問題なのである．そして，それは今からでも解決することが可能な問題である．

　このような患者を癒せる支援者は，人から癒されている支援者である．自分がしてもらえたように患者に接すればいいのである．その治療対応の留意点を　表8　表9　に示す．

IV. 臨床場面でどのように患者と関わるか？

1 患者と関わる前にしておきたいこと

1. 自助グループで回復者に会い話を聴く

治療者や支援者として適切な治療や支援を行いたいと思うのであれば，自助グループに出向いて回復者の話をなるべく多く聴くことである．回復の進んでいる人に会うことである．とにかく回復者の話を聴くことで，回復できることを実感し，人は変われることを確信し，回復像をイメージできる．回復を知らないで支援はできない．機会は多ければ多いほどいい．これが支援の基盤になる．

2. セミナーやフォーラムで回復者の話をたくさん聴く

自助グループに行きにくい場合は，自助グループや回復施設が主催するセミナーやフォーラムに行くとよい．これらは一般市民にも開放されており，誰でも気軽に参加できる．そして，まとめて何人もの話を聴くことができる．多くの関係者と顔見知りになれることも重要である．顔の見える連携やネットワークづくりにも有効である．治療者や支援者が参加すると歓迎されるはずである．

3. 依存症の回復をイメージできるようになる

こうして回復者と会い，正直な話を多く聴くことによって，回復や回復者のイメージができてくる．そのような人になることが，治療する患者の目標になる．そして，どうすれば回復できるのか，どうすれば適切な支援になるのかが自ずと見えてくる．回復のイメージがないと，無理に酒をやめさせることにしか考えが及ばなくなる．目標は「断酒」ではなく「回復」である．

4. 回復が生まれる温かい雰囲気を感じられる

自助グループにせよ，回復施設にせよ，回復の生まれる場所は温か

114

い雰囲気に満ちている．温かい雰囲気が満ちている場所で回復は生まれる．人の温かみのない厳しいだけの環境では，回復は困難である．人と人とが信頼でつながるためには，人間不信を解消できる場でなければならない．信頼でつながると，両者ともに癒される．その癒しが広がるところは温かい雰囲気が醸し出されるはずである．

5. 回復を楽観的に信じられるようになれる

治療者が回復者と繰り返し会って話を聴いていると，治療者にとって回復が身近なものになる．このことが重要である．回復が身近にあると回復に対して楽観的になれる．回復を信じられるようになる．医療機関に籠っているだけでは回復を知ることはできない．回復者に会うことは支援者にとって大きな意味がある．自分の時間を使ってでも出向く価値はある．

② 患者と初めて関わる際の流れ（治療契約まで）

1. 患者に対して困っている人として向き合う覚悟をする

治療者が患者に対してどのようなスタンスで向き合うかは重要である．患者は困っているから来院する．まずは，支援を求めてきたことを評価することから始まる．なぜなら，人間不信の強い依存症患者は，人に助けを求めることが苦手だからである．援助希求性が低い．だからよっぽど苦しいのだと考える．困っている人には親切にしたい．傷に塩を塗るような対応は厳禁である．患者の望んでいないことを押し付けることも厳禁である．まだ酒をやめたいと思っていない患者に，断酒を強要することも，正論を押し付けることもやってはいけない．そのような覚悟をまず確認しておきたい．このことをきちんと意識していないと，治療は簡単に頓挫することになる．

2. 患者が受診することの大変さを理解している

治療者は，患者が予約の日時に受診することがいかに大変であるかを知っておく必要がある．症状が安定している患者と異なり，アルコールが止まっていない患者が，約束の日時に受診することは難しい．飲酒のコントロールがつかないと，当たり前のことが当たり前にできない．さらには，依存症の状態が続くことによって，患者はスト

レスに驚くほど弱くなっている．ちょっとしたつまずきでもめげてしまう．諦めてしまう．そのことを知っていると，当たり前のように受診する患者を，喜びをもって迎え入れることが自然であると気づくであろう．

3. 患者の受診を歓迎の意を表して親切に受け入れる

　治療者は患者の受診を，喜びをもって迎え入れることが重要である．患者には人間不信，医療不信があり，援助希求性が低く，受診しても説教をされたり，酒を強引に取り上げられたりすると恐れている．無理やり入院させられる不安もあるだろう．そのような困難を持ちながら受診すること自体，最大限評価したい．患者はこれまで，招かれざる客として傷つけられてきたかもしれない．アルコール依存症患者を大事にしてくれる医療機関は少数であろう．だからこそ，歓迎して親切に対応することは必須である．これがなければ，治療は最初でつまずく．失望した場合，二度目は来てくれない．

4. 同伴者がいる場合，一緒がいいか別がいいか聞く

　これは何でもないことのように見えるが大切なことである．アルコール依存症を巡って，患者と家族間で葛藤が大きくなっていることは珍しくない．家族は患者に対して批判を強め，患者は家族を罵倒する．そのような状況でよい診察はできない．患者に対して一人がいいか，家族などの同席がいいかを確認する．患者が話しやすい方を選択してもらう．患者に聴いても，「何も問題や困っていることはない」ということであれば，「心配しているご家族に話を聞いてもいいですか」と了承を得て聴取する．診察場面で口論が激しくなると，患者の次の受診の敷居がさらに高くなってしまうことに留意する．

5. 患者が困っていることを丁寧に聴く

　患者が困っていることから話を聴くことは重要である．それは，患者を大切にしていることや，患者の味方であることの表明であり，患者中心の医療を提供するのであれば，当然のことである．家族の訴えばかりに耳を傾け，一緒になって患者を「悪者」にしてはいけない．初めは，「特に困っていることはない」「家族が心配し過ぎである」と述べる患者もあるが，これは警戒しているからであり，治療者が家族

JCOPY 498-22950

とグルになって無理やり酒をやめさせようとしたり，入院させようとしていたりすることはない，と感じられると徐々に本音を話してくれるようになる．患者の困っていることに焦点を当てて丁寧に聴くことは，患者と良好な関係を作るうえでとても重要である．

6. 患者がどうしたいか・どうなりたいかを丁寧に聴く

　患者から困っていることを聴取したら，次に「どうなりたいのか」「どうなればいいのか」を確認する．これが当座の治療目標となる．それはかならずしも飲酒に関することでなくてもよい．患者が困っていることを一緒に考えていくことに意味があるのであり，困っていることは必ず飲酒問題につながるからである．患者の望むことへの支援であれば，患者の抵抗は格段に軽減するはずである．患者の味方であると信用してもらえなければ，治療者に本音を話してはくれないし，治療者の提案や懸念に耳を貸してはくれないだろう．患者の「どうなりたいか」を共有することは大切な原則である．

7. これまでの病歴を話してもらい，流れをつかむ

　目標を共有できたら，これまでの病歴を聴取する．問題がいつから始まり，どのように経過してきたかを共有する．こうして，これまでの病状の流れをつかんでおきたい．患者に何らかの負荷がかかって症状が進行することも多い．この際にも事務的に淡々と情報を集めるのではなく，相手の目を見て傾聴し，問いかけ，言葉のキャッチボールをテンポよくできればよい．情報を収集しながら，同時に関係作りも行っていく姿勢が大切である．飲酒問題が進行，顕在化した状況では，「そのような状況で飲酒量が増えて病状や問題がみられるようになったのですね」などと，経過に共感しながら「了解できることである」というスタンスで対応する．

8. これまでの生い立ちを話してもらい，丁寧に聴く

　ここまで話してもらえれば，患者もいくらかリラックスできてくる．そこで，患者の生い立ちについて話してもらう．あまり話したがらない患者も多いかもしれないが，「子供のころはどうでしたか」「楽しい思い出は多いですか」「困ったことはなかったですか」「家族の関係はどうでしたか」などと問いかけ，患者の生きてきた経過をイメー

ジできるように情報を集める．根ほり葉ほり聴くのではなく，治療者が全体としてイメージできるように不足した情報を補っていく．「しんどかった」「苦しかった」という点に焦点を当てる．これらについて女性患者は初診時からよく話してくれるが，男性患者で防衛的な場合は口数が少なくなるものである．そんな場合は，親との関係はどうであったか，親から厳しくしつけられたり殴られたりしたことはなかったか，を確認するにとどめておく．

9. 生きづらさを認めた場合は，苦労をねぎらう

このやり取りの中で，「生きづらさ」を認めて話してくれたなら，半分心を開いてくれたようなものである．つらい経験を語ってもらえたことに敬意を表し，その苦労をねぎらう．筆者は，「そんな大変な中，ここまでよく頑張ってきましたね」「大変でしたね」などと伝える．患者の生きてきた状況をイメージできると，自然に出る言葉がけである．この時点で涙を流す女性患者もある．こういうやりとりができると，患者との心の距離が随分と縮まると感じることが多い．

10. 生きづらさの原因・逆境体験などを丁寧に聴く

生きづらさの体験，小児期の逆境体験を話すことが苦痛に感じられない患者には，さらに具体的に話してもらう．その際も決してあおったりせず，自然に吐露できるように傾聴する．ただし，初回から詳細まで話してもらうことは患者の負担になることから，「あまり急に話すと後で疲れがでたり後悔したりする人もあるので，またおいおい聴かせてください」などとストップをかけることもある．「今のような話はこれまで誰かにしたことはありますか」と問いかける．誰にも話したことがないか，ごく少数にしか話せていないのであれば，「よく話してくれましたね．ありがとうございます」などと礼を述べる．

11. これまで一人で頑張ってきたことを十分評価する

つらい生い立ちを生きてきた人は，大概一人で頑張ってきた人でもあることが多い．周囲に安心して助けを求められ，助けてくれた人がある場合は，「その人があったからここまで頑張れたのですね」と確認しておく．安心して頼れる人があることは，今後の患者の回復にとっても重要だからである．依存症患者の生い立ちを聴取すると，一人で

JCOPY 498-22950

頑張るしかなかった患者がほとんどであることに気づく．それは信頼
できる大人が近くにはいなかったことを示している．同時に親との間
にそのような関係を持てなかったことも示している．その中で一人不
安を抱えながら生きてきたことの大変さを想像すると，自然に「お疲
れ様．大変だったですね」という言葉が出てくるものである．共感で
ある．

12. 依存症の背景にある 6 項目の問題について尋ねる

　ここまで話ができるようになると，さらにそれを深める段階に入
る．筆者は一通りこれまでの経過を話してもらった後に，「多くのお酒
に問題がある患者さんからお話を伺って，男女関係なく，年齢関係な
く共通している点があることに気づきました．あなたはどうです
か？」と前置きして，先述の「6つの問題」について，一つずつゆっ
くりと述べていくことにしている．

　女性患者であれば，3つ目4つ目当たりで目を潤ませる人が多く，
6つ言い終わると「全部当てはまります．どうしてわかるのですか」
と驚いたように聞き返される．「どうしてわかるのですか」という人
は，これまで誰にもこんな思いをわかってもらったことがないことを
示しているのであろう．

　筆者の初診の患者とのやり取りにおいて，このようなやり取りが長
年儀式のようになっている．問題を認めてくれた患者は，その後の外
来にもずっと通ってきてくれている．自分を理解してくれる安心でき
る拠り所を強く求めていると感じている．最近は，男性患者であって
も初診時から認めてくれることが多くなっている．多くを認めてくれ
ない患者であっても，「あなたはその分健康なのかもしれませんね」と
伝えておければいい．後になって認めてくれる患者も少なくはないの
である．

13. 原因は「人間不信」「自信喪失」では，と投げかける

　「6つの問題」の多くを認めてくれたなら，話は無理せず進めること
ができる．「これらの問題の元にあるのは，人間不信と自信の喪失なの
ではないかと思っています」と伝える．「6つの問題」や「2つの原因」
について，患者が認めてくれたり共感してくれたりしたならば，すか

さず「よく頑張って生きてこられましたね．大変でしたね」と再度共感して労をねぎらう．問題は「人間不信」と「自信を失っていること」であると捉えてもらえれば十分である．

14. アルコールが果たしてきた役割を確認する

　ここで，アルコールの登場となる．「あなたにとってアルコールはどんな役割を果たしてきたのか」を尋ねる．なるべく具体的に考えて話してもらう．これはとても大切な作業である．どうしてアルコールを手放せないか，に通じる問いである．役割がうまく説明できない患者には，「どんな時に飲んでいたか」「どんな状況で飲みたくなったか」を考えてもらう．そこから役割に気づけるように手助けしてもいいだろう．

　ここで大切なのは，アルコールを，飲酒を「悪者」にしないことである．「あなたにとっては必要なもの」「なくてはならなかったもの」「命綱」であったかもしれないですね，と投げかける．このやり取りでは，ほとんどの患者は同意する．そこで，「それだけ大切なものであれば，簡単にやめられないのは当然ですよね」と共感する．そして，アルコールが必要だったことを患者と共有する．場合によっては，「人に安心して頼れなかったあなたにとって，アルコールが唯一の味方だったかもしれないですね」「アルコールがあなたを支えてきたのですね」と確認しておく．

15. 苦しければ飲酒量は増えていくことを説明する

　患者にとってアルコールが唯一の拠り所であれば，苦しくなると飲酒量や頻度は増えることは当然である．そのことを振り返ってもらう．飲酒して酔うことによって気分を変えることで，何とか苦しい状況をしのいできたのであれば，苦しいときにアルコールに頼ることは当然である．

　加えて，アルコールには耐性ができることも説明しておく．どんな人でも繰り返し飲酒していると，身体がアルコールに慣れてきて，アルコールの効果が落ちていく性質があること，そのため同じ効果を得るためには飲酒量が増えていく．そして，効果は頭打ちとなり，逆に飲酒量が増えることによって，健康問題や事故などが表面化してくる

JCOPY 498-22950

ことを理解してもらう．

「飲酒していると気分がよくて何も問題が起きていなければ，飲み続ければいいのでしょうが，徐々に飲酒に頼りすぎたために飲酒の問題が出てきました．しかし，これまで頼りすぎてきたから容易には減らせない，やめられない．そんな人が多いのですが，あなたはそのような状況ではなかったですか」と尋ねる．

16. 飲酒は「孤独な自己治療である」ことを確認する

これまでのやり取りを踏まえて，いったんまとめて整理する．筆者はここで，カンツィアンの自己治療仮説に則って説明すると，患者を傷つけずに理解が進むと考えている．実際には，多くの患者にとっての飲酒は，「人に癒されず生きづらさを抱えた人の孤独な自己治療」として捉えることが適切であると考えていると伝える．そのうえで，「あなたの場合はどうですか？」と投げかける．決めつけることはないが，「このような見方はできませんか」という投げかけだけでもよい．自分は生きるためにアルコールに酔って対処してきたことに思いが向けばよいだろう．

17. アルコールなしで生きられなくなっていないかを問う

アルコールの役割や必要性を確認した後で，「あなたはアルコールなしでは生きていくことが大変になっているのではないか」を尋ねる．多くは同意してくれるであろう．一方で，頼れるものがアルコールしかないのであれば，それに対する依存が進行していくことも知ってもらう．それなしでは何もできなくなっていくことが問題であること，その効果が減弱してメリットよりもデメリットの方が大きくなっていくことから，問題になってくることに理解を求める．

18. 飲酒のコントロールを失った状態が依存症である

こうして，手っ取り早く簡単に気分を変えられるものに人は依存しやすいこと，そして問題が起きても飲酒をうまくコントロールできなくなっていく状態が依存症であることを説明する．そして，依存症は特別な人がなる病気ではなく，誰でもがなりうるありふれた病気であることも理解してもらう．

「自分は依存症ではない」という人に対しては，「依存症の診断は実

はとても敷居が低いものであり，飲酒による問題が二度三度起きても修正できなければ依存症が疑われるくらいありふれた病気なのですよ」と説明を加える．「みんなが思っている依存症のイメージは，とても重症のように感じられているようですが，そういう人たちは進行して重症になった人たちで，普通に仕事ができている依存症の人もたくさんあるのです」と加えてもよいだろう．

さらに，「国際的な診断基準でアルコール依存症と診断される人が，わが国に100万人以上もあるという状況で，アルコール依存症の診断で1年に1回でも受診したことのある人は10万人にも満たない」「多くの人は進行して大切なものを失うまで治療や支援につながらない．早期発見早期治療が依存症でも大切である」と伝えることも有効であろう．

19. 依存症の最大の問題はストレスに弱くなることである

依存症になると何が問題なのか．健康被害や酩酊下での事件・事故，職場や家庭での問題など，さまざまな問題が起こる．それらを患者に確認しておくことは大切である．そのうえで，依存症の最大の問題は，「ストレスに弱くなり，当たり前にできていたこともできなくなっていくこと」である．「素面では何もできない人になっていく」という点を自覚している患者は少ない．このことをきちんと伝えることで，患者には納得してもらえるはずである．具体的な個々の問題よりも，生きる力が低下していき，生きていくことがさらに苦しくなっていくことになる．

これまで患者の生きづらさを支えてきてくれたアルコールが，その役割を果たせなくなり，役割を終えるときが来ていることに気づいてもらえるとよいだろう．「こんなふうに考えられませんか？」と投げかけておくだけでもよい．

20. コントロールできないのは意志の問題ではない

ここで再び，コントロール障害に視点をもどす．患者には飲酒をやめよう，飲酒量を減らそうとしてきた経過があるはずである．それについて尋ねてみる．ある程度の断酒期間を作れた患者もいるかもしれないが，コントロールできなかったから受診しているのである．多く

JCOPY 498-22950

の患者は，やめられないのは「自分の意志が弱いから」と思っている．そこで，「意志の力でコントロールできなくなっていく病気が依存症」であり，「誰でも依存症になればコントロールできなくなっていく」と伝える．

また，「多くの人はがまんでやめようとして失敗する．無理なことをやろうとして自信を失っている．家族も意志が弱いと責める」という問題点に気づいてもらう．「がまんしてやめる」という患者は多いが，「がまんする」ということは何もしないことと同じで失敗することは目に見えていること，がまんだけでなく治療に取り組むことが必要であることを強調する．ここが治療への導入である．

依存症は進行性の病気であるため，放置しておくと進行して悪化する．大切なものを失わないために依存症の治療を続けることを提案する．

21.「あなたの場合はどうでしたか？」と投げかける

ここまで話を続けてきて，患者に対して「あなたの場合はどうでしたか？」と投げかけて振り返ってもらう．納得してもらえる点が多い場合は，治療関係が結びやすいことが予想される．反対に否認や抵抗が強い場合は，より批判的な言動や強要はせず，介入どころをみつけていければいい．「そういう人が多いのですよ」というメッセージに留めておく．いずれにせよ，この投げかけでどの程度患者との心理的な距離が縮まっているかを知る目安になる．

否認や抵抗に対しては，焦らず責めずに誠実に関われればよい．動機づけ面接法が生かされるのはこのような場面であろう．動機づけ面接法は，海外で有効性に豊富なエビデンスのある専門的な方法であるが，概要を知っておくだけでも関わり方のコツがわかるため有用である．

22. 治療に取り組めばよくなることを伝え治療契約を結ぶ

以上を踏まえて，治療を続けてもらえるかを確認する．外来に通ってもらえるのであれば歓迎の意を伝える．「あなたの困っていること」に焦点を当てて，そのことの改善を目標に一緒に考えていくことを共有する．治療契約が成り立てば，人によっては握手をしてもいいだろ

う．治療の同意書にサインしてもらってもいいだろう．

③ 治療では何をするのか？

1. 飲酒に求めていたものを別のものから得る必要がある

依存症患者にとっての飲酒は，「人に癒されず生きづらさを抱えた人の孤独な自己治療」であると考えるならば，背景にある「生きづらさ」を軽減しなければアルコールを手放せないだろう．その「生きづらさ」とは，「人間不信」と「自信をなくしていること」であり，具体的には6項目の人間関係の問題であることを再度確認する．

アルコールに酔うことで癒しを求めていたのであれば，あるいは仕事や家事を頑張るためにアルコールをドーピングとして使ってきたのであれば，簡単にやめることは難しい．そのことに理解を示す．

そのうえで，飲酒をやめたり減らしたりするためには，飲酒に求めていたものを別のものから得る必要があることを確認する．「つらいからアルコールに酔って紛らわしてきたのに，アルコールを悪者にして無理やり取り上げられようとしたら，抵抗するのは当然ですよね」と患者の立場に理解を示す．そして，再び「あなたがアルコールに求めてきたものは何だったのでしょうか」と尋ねる．

そして，「それは一言でいうと『癒し』ではなかったでしょうか」と投げかける．その投げかけに同意してくれる患者は少なくない．「その癒しをアルコールから得られなくなってきたのであれば，別の何かから得ないといけないですね」と話しを進める．

2. それが「人からの癒し」であると思う

「別のものからの癒し」とは，「人から癒されること」なのではないかと思っていることを伝える．患者がこれまで人間不信から，一人孤独に頑張ってきた結果として苦しい状況をアルコールが支えてきたが，それにも限界が見えてきたと考えるなら，これまで最も苦手で患者が避けてきた「人から癒されること」に取り組むことが必要である．つまり，人間関係の問題の改善が不可欠であることを強調する．そして，「大変かもしれませんが，このことに一緒に取り組んでいきませんか」と提案する．

JCOPY 498-22950

「そんなことできませんよ」という人もあるかもしれないが，そんな患者には「○○さんとは今日初めてお会いしますが，随分と正直な思いを話してくださいましたね．これで十分なのですよ．今日正直に話してもらって，少し気分は軽くなりませんでしたか．ゆっくり少しずつでいいので，外来でこのようなことを続けていければいいのですよ」と安心してもらう．

3. これまで人に癒されることが少なかったのでは？

「あなたのこれまでのお話を伺って，人に頼らず一人で頑張ってきたのではないかと感じましたがいかがですか？」「身近に安心して頼れる人がいなかったか，いたけど裏切られたか，逆に傷つけられたとか．そういうことがあると，人に頼らないで自分で何とかしようと思いますよね」などと投げかける．

それに同意が得られれば，筆者は，「○○さんのような人は，頑張れている間は人に頼らず人の先頭に立って引っ張っていくタイプだと思いますが，疲れて頑張れなくなったときは助けを求められないので，『もうおしまいだ』と思いがちです」．「逆に言うと，よく一人で頑張ってきましたね．でもその方法が限界に来たのであれば，やり方を変えませんか．つまり，酒に頼るのではなくて人を信じられるようになって，人に頼れるようになるのです．そうすると，人に癒されてまた力を発揮できるようになりますよ」などと話すようにしている．

4. 回復のためには6項目の問題の改善が必要である

「これまで人に癒されることをしてこなかったのであれば，ぜひこのことに取り組みませんか」と提案する．人に癒されるためには，その人を信用できなければならない．人間不信はこれまでそれを妨げてきた．人を信じられるようになることが課題である．そのためには，本音を言えること，つまり正直な思いを安心して話せるようになることである．そうすれば心は通じる．信頼関係が築かれていく．信頼関係が築かれれば，そこで人は癒される．そしてエンパワメントされる．人に癒されるようになるためには，正直な思いを話すことが重要である．

自助グループのミーティングや例会では，正直になることを徹底し

て来る日も来る日も取り組んでいる．正直になること，つまり腹を割って話せるようになることが回復の突破口となる．このことを患者に十分理解してもらうことが大切である．

つまり回復に向けては，具体的には先に述べた「6つの問題」の改善を進めればいいことになる．しかし，どれもが大きな問題である．簡単に解決するとは思えない．しかし，その中の突破口である3つ目の「本音が言えない」に取り組むこと，つまり「正直な思いを安心して話すこと」を徹底して行うことである．6つの問題はすべてつながっているので自然に改善に向かう．このことを理解しやすいように説明する．

5. 人を信じられなかったから孤独で生きづらかったのでは？

このように考えると，これまでの生きづらさは人を信じられなかったことによるのではないかと思えてくる．人は人とつながっていなければ，生きていくことが苦しい．困難である．これまで患者は孤独であった．そして孤立していた．人から力をもらえていなかった．癒されていなかった．だから生きづらかったのであれば，人を信じられるようになることが大切であろう．元来，身に着いていた「人間不信」の改善に取り組む必要がある．これを徹底して続けていけば必ず回復は見えてくる．

6. まずは正直な思いを話してもらえる場にしてほしい

人と信頼関係を持てて人から癒されるようになるためには，正直な思いを話すことから始まる．しかし，家族や患者にとって大切な人ほど正直になりにくいことも少なからずある．とするならば，まず外来診療の場で正直な思いを話してもらうことを続けていくことが適当である．そのことを伝えて理解してもらう．すでに本日は随分と正直な思いを話してもらえていることを指摘して，このままのスタンスで通院してもらえるように促す．

JCOPY 498-22950

V. どうして依存症は自助グループで回復するのか？

　これまで「厄介で関わりたくない」と治療者や支援者が思いを募らせるアルコール依存症患者について述べてきた．そしてその背景には，「人間不信」と「自信の喪失」「自己否定感」が根強くあることに言及してきた．その患者を回復に向かわせるために不可欠なものは，「信頼関係の構築」であり，「人とつながり人に癒されるようになること」であると，繰り返し述べてきた．

　その根拠はどこにあるの？　どうしてそう言い切れるのか？　と思われる方もあるかもしれない．筆者がこれまで述べてきたことに気づいたのは，病院の外に出るようになってからである．多くの回復者に会うようになってからである．回復者は医療機関の中にはない．では，どこに行けば会えるのか？　それは，自助グループであり回復施設である．そこにいけば必ず回復者に会うことができる．

　医療が匙を投げていたアルコール依存症が回復することを証明したのは自助グループである．自助グループが依存症は回復可能であることを示したのである．多くの患者を絶望から希望へと導くことができるようになった．

　依存症の回復を考える場合，「自助グループでどうして回復するのか」を知ることは重要なヒントをもたらしてくれる．なぜなら，そこで人は回復しているからである．どうして自助グループで回復するのかについて考えてみたい．

① 自助グループとは何か？

　自助グループは依存症治療に不可欠なものであり，依存症からの回復の王道といっても過言ではない．自助グループが誕生したから依存症の回復が始まったのである．医療機関の治療は自助グループを使っ

て回復するために側面から支援するという立場であった．つまり，医療機関は解毒と疾病教育と自助グループへのつなぎが重要な役割であった．

　それでは自助グループとは何か．「同じ問題を持つことを自覚した人たちの自主的な集まり」である．自助グループは 2 人のアルコール依存症患者から始まった．今や依存症，アディクションに限らず，さまざまな問題を持つ人たちの間で広がっている．依存症の自助グループは，海外では，アルコール依存症患者には AA（アルコーホリクス・アノニマス），薬物依存症患者には NA（ナルコーティクス・アノニマス）が有名である．わが国では，AA，NA とともに，アルコール依存症患者を対象に断酒会がある．前者は匿名で組織化されず，後者は会員制で組織化されている点で異なる．いずれも，自分の話を正直にすることを是とするミーティングであり（断酒会では例会），自分の問題を振り返り率直に話すことが推奨される．断酒会では酒害の体験談を語ることに重きが置かれている．

　自助グループは，平たく言うと正直になるためのプログラムである．そして，正直になれるとその相手と信頼関係を築けるようになる．同じ問題を持つ者同士だからこそ共感しやすく，心を開いて正直になりやすい．回復の進んだメンバーが正直な話をしているグループに身を置くと，自分も正直な話をしたくなる．他のメンバーに聴いてほしくなる．ミーティングを来る日も来る日も重ねていると，次第に人間不信は払拭され，信頼関係を築くことができるようになる．

❷ 自助グループは効果があるのか？

　自助グループへの参加はなぜ効果があるのか．ときに患者からそんな質問を受けることがある．筆者自身も依存症治療に関わる前は，依存症の患者を目の前にしてそんな疑問を持ったことがあった．当時，医師になって 3 年目で自信を持ち始めたころの筆者は，自助グループに行くよりも自分と面接した方がよくなるはずだと，今思えば恥ずかしくなるような思いを持って診療したことを覚えている．結果は，ことごとくうまくいかなかった．何をしていたかというと，「○○さん，

JCOPY 498-22950

今度は酒を飲まないと信じていますよ．約束してくださいね」と迫っていたのである．どうすればやめられるようになるかも知らず，がまんを強要していた．失敗を繰り返す患者は，自ら去っていった．

筆者が依存症は回復すると初めて信じられるようになったのは，自助グループであるAAに参加してからである．そこは，幸運にも回復者が多いグループであった．正直な思いを自然体で静かに話すメンバーが何人もいた．「何だ，この人たちは」と驚いた．自分が診てきた人たちと同じ依存症とは思えなかった．初めて回復者の話を聴いた．心にしみてきた．その日から回復を信じられ，自助グループを信じられるようになった．

それから筆者は，同僚であったベテランのソーシャルワーカーに誘われるまま，米国の治療施設の数々やAAのワールドコンベンションなどに出向いた．ワールドコンベンションでは，数万人ものメンバーが大リーグの野球場に集まってミーティングをしていた．大きな教会で行われるAAミーティングには数百人が参加していた．どこも回復者のいるところは温かかった．笑顔があった．人が大切にされみんなフレンドリーであった．メンバーの中にいると安心できた．メンバーがいることで夜の米国の街でも安心だった．そこに身を置くことで，人から癒されていると感じた．この感動的な経験が今でも筆者の貴重な宝になっている．

そこで出会ったメンバーは，それまで筆者が診てきた患者たちとはまったく異なっていた．回復者は生き生きとしていた．自然体であった．人の温かさに溢れていた．自助グループのすばらしさ，回復のすばらしさ，何より人と人とが信頼関係でつながっていることのすばらしさを実感できた．

自助グループは効果があるのか？　効果があることに疑いはない．ただ，効果はすぐには出ないかもしれない．人間不信が信頼に代わるにはある程度の時間を要することは当然である．通い続けてそこに身を置き続けていれば，回復は見えてくるであろう．

ただし，人間関係の問題を抱える患者が，ミーティングや例会に参加して素面で自分のことを話すことは相当のストレスである．患者

は，「自分には自助グループは合いません」「そんなところに行かなくても大丈夫です」と拒む．そんな患者が恐れていることは，慣れないところに行って要領がわからなくて恥をかくことであったり，ミーティングでうまく話せずに恥をかくことであったり，うまく立ち回れないことであったりする．

アルコール依存症患者が，ミーティングに通い続けて，正直な思いを話している回復者の話を繰り返し耳にすることで，自分も正直になりたいという思いが刺激され，勇気をもってこれまで誰にも話せなかったつらい話をできるようになる．それを誤解や偏見なく回復の進んでいるメンバーが受け止めてくれる．そこで心がつながる．腹を割って話すことで心の距離が近くなることは私たちも経験するところである．それを来る日も来る日も続けるのである．それによって，人間不信の壁はだんだんと取り払われていくのである．

依存症の背景にある6つの問題(p.5 **表1**)を思い出してほしい．どれもが大きな問題で簡単に解決するとは思えないが，突破口が一つあることに気づいた．それが，「本音を言えない」である．「本音を言える」つまり，「正直な思いを安心して話せるようになる」と，他の5つの問題も解決に向かうのである．この6つはリンクしているからである．それを徹底して実践する場が自助グループである．自助グループを通して，「安心できる居場所」と「信頼できる仲間」が得られると，人から癒されるようになる．孤立から解放され一人ではなくなる．

そしてさらに，自助グループを通して回復した人は，これから回復しようと訪れる新たなメンバーを手助けする．自分の悲惨な経験が人の回復支援に生かせるようになる．それによってこれまでの自分の人生が意味を成す．自分のつらい経験が，回復が進むことによって「宝物」に変わる．「支援される側」から，「支援する側」になれる．そのことによって，自己否定感は軽減し，自信喪失から脱することができる．こうして，人間不信と自信の喪失は解決に向かうのである．そのとき，すでにアルコールはその役割を終え，必要なくなっているはずである．

自助グループの効果は，患者にだけではなく，治療者・支援者に

JCOPY 498-22950

とっても大きい．自助グループに行くと回復者に会える．回復者に
会っていると回復を信じられるようになる．回復を信じられるように
なると，余裕をもって患者と関われるようになる．治療者・支援者が
自助グループで回復が進んでいる患者の姿を見ることが何よりの励み
になる．回復者がいる場所は人の温かさが感じられる．治療者・支援
者も人であり癒されるはずである．そして正直になりたくなるはずで
ある．自助グループは人の心を安心して開かせてくれる場所である．

❸ 自助グループは傷の舐め合いではないのか？

　自助グループは傷の舐め合いをしている場所ではないのか．そんな
批判の声を聴くことがある．筆者は「傷の舐め合い」でもいいと思っ
ている．孤独で傷を舐めてくれる人もいなかった患者が，傷を舐めて
もらう場所があることは意味がある．お互いに舐め合って元気になれ
るのであれば，それは否定されるものではない．ただ，外から見れば
傷の舐め合いにしか見えないのかもしれないが，自助グループは信頼
関係を築いていく場所である．そこに大きな意味がある．

　AA や NA は 12 のステップに沿って回復を進めていく．やるべきこ
とが示されている．単に仲間で集まるだけではない．仲間で集まるだ
けでも，「仲間」ができるならば，それ自体治療的である．さらに，ス
テップをひとつ一つ踏んでいく．達成すべき目標が定められている．
メンバーは同じステップを踏んでいく．先に進んでいるメンバーが，
これから回復を目指すメンバーを支援する．自助グループでは，単に
酒や薬物をやめることを目標としていない．人間的成長を遂げるため
の指標を提示している．そのひとつ一つに地道に取り組んでいくこと
で，すばらしい人格が形成されていく．その過程を孤独にこなしてい
くのではなく，仲間の中で進めていく．回復の進んだメンバーは「助
けられる立場」から，「助ける立場」になることも重要な点である．こ
うして，次々と回復のバトンはつながれていくことになる．バトンは
信頼でつながれている．

　自助グループは「健康な家族」の役割を果たしているといえよう．
依存症患者の多くは，家族や周囲の環境が安全な場所でなかった．「安

心できる安全な居場所」を持てると人は健康になれる．人から癒されることによって，酒や薬物に酔う必要はなくなっていくのである．

断酒会もコンセプトは同じである．酒害の体験談を例会のなかで繰り返し話し続ける．断酒会の特徴は，会員制であり家族も含まれていることである．孤立しがちな患者・家族が，大きな家族の中で居場所を築き，人とつながって生まれかわる（新生）ことを目標として支え合っていく．そして社会貢献活動を担っていく．

これらは決して，傷の舐め合いという低いレベルに留まったものではない．人間が信頼でつながると，本当の幸せを得られることを証明していると考えている．自助グループに行くと回復者がいる．このことの意味は思いのほか大きい．自助グループは，「依存症は回復する」という事実を長年にわたって証明してきた．しかし，多くの依存症患者の中で，まだ一部の人たちしか自助グループにつながっていない．ただ，はっきり言えることは自助グループにつながり続けていれば，回復が確実に見えてくるということである．治療者・支援者も自助グループに学ぶことは大きい．

④ どうして依存症患者は自助グループを敬遠するのか？

自助グループは依存症からの回復の王道とさえ言われているのに，どうして患者は自助グループを敬遠するのだろうか．回復したいのであれば迷わず通えばいいのに，どうして頑なに拒むのであろうか．

それこそが依存症患者の依存症患者たる所以である．6項目に特徴づけられる人間関係の問題を持つ患者にとって，正直な思いを素面で，それも多くの人の前で話すことが怖いからである．何が怖いのか．それはうまくしゃべれなくて恥をかいてしまうことであったり，失敗を繰り返してきたダメな自分を知られることであったり，取り繕ってきた自分の情けない正体がバレてしまうことであったり……．患者にとって騙しだまし普通を装ってきた正体が明かされる不安と言えるだろうか．それは最も恐れていたことであり，それによってさらに傷つくことが怖いのである．

やはり，その背景には「人間不信」と「自信の喪失」がある．多く

の患者にとって，自助グループのメンバーが味方や仲間とは到底思えない．誰にも本音を言えず鎧で防御してきた患者にとって，それを脱ぎ捨てて自信のない自分をさらけだすことは恐怖以外の何物でもない．恥をかいて傷つくことを回避するため，患者は徹底して抵抗することは珍しいことではないのである．

⑤「自分には合わない」という患者にはどうするのか？

先に述べたように，多くの依存症患者は自助グループに対して最初は抵抗が強い．だから，治療者側は集団プログラムに自助グループ参加を組み込んだり，入院中に自助グループのメンバーと接点を作ったりする．それでも容易に参加したり，参加し続けたりはしない．

彼らは，「自分には合いません」「何か違う感じがする」「自分で何とかします」などと述べる．さらに，AA に対しては「宗教みたいでいやだ」「ハイヤーパワーとか神様とか違和感がある」，断酒会に対しては「高齢者ばかりで合わない」などと抵抗する．

このような患者にどのように関わればいいのであろうか．かつては，「行かないあんたが悪い」「つべこべ言わずに行けばいい」などと強要したこともあった．ただし，その方法が有効なことは稀である．よっぽど良好な信頼関係ができていれば別であるが，そうでなければ支援者との関係まで壊れてしまうであろう．

筆者は，依存症の背景にある 6 項目の問題について説明をし，「正直な思いを安心して話せること」の大切さと，そのことによって 6 項目の問題は解決に向かうこと，それが依存症からの回復には近道であることを伝えている．そして，自助グループに参加することは，ほとんどの依存症患者にとって苦手であり，これに取り組んだ人は回復する確率が高いことも併せて伝える．「苦手なものの中にこそ宝物がありますよ」ということも多い．

「自分に合わない」という患者の多くが，知らない場所に一人で行くことの不安，うまく対応できず恥をかいたり傷ついたりする不安，自分がさらに心理的負担を受けて苦しくなる不安，新しいことに取り組む不安が背景にあることは先に述べた通りである．自信を失っている

彼らが，これ以上ストレスを受けたくないという思いが強い．さらには，「自助グループに行くことで人と安心できる関係を築けて癒される」というイメージを持てないことも一因である．人はストレスの対象であり，癒しの対象とは思えない．そのような経験をしたことがないからである．

　支援者は，「行かないからダメなんだ」という態度ではなく，「行けることは素晴らしい」というスタンスで，患者の不安を軽減できるような工夫や対応を心がけることが大切である．

⑥ 自助グループにつなぐにはどうすればいいのか？

　では，抵抗の強い依存症患者を，自助グループにつなぐためにはどうすればいいのか．これまで述べてきたことを整理しておく．

　支援者は，まずその患者の思いに共感することが大切である．「自助グループに行かないのはけしからん」「まだまだ回復は遠い」「回復するつもりはあるのか」などと批判すればするほど，患者は支援者から遠ざかっていくだろう．支援者は，どうすれば人が怖い患者が，少しでも安心して参加できやすくなれるかを工夫する必要がある．たとえは悪いが，家の中だけにいた幼児が母親から離れて保育園や幼稚園に初めて行き，他の子たちと交わる状況に似ているように思う．患者がいかに安心して参加できるようになれるかが課題である．

　それには，気心の知れた家族や支援者が同伴することや，互いに入院中に知り合った患者が複数で参加することや，自助グループのメンバーに出向いてもらって顔見知りになってもらうことなど，初めから一人で行動を強いるのではなく，安心できる誰かと共に行動することである．そのためもあって，依存症病棟では集団で治療が行われている．患者同士に仲間意識を育ててもらうこともその理由の一つである．

　さらにしゃべることが苦手な患者には，まずは正直な思いを話している人の話をたくさん聴いてきてもらうことに専念してもらうことも一法である．司会に当てられてもパスをしていいと伝えると安心できる患者も多い．聴くだけなら参加への抵抗は少ないであろう．そして，通い続けることである．他のメンバーの正直な話が耳に入ってくるよ

JCOPY 498-22950

うになると，「自分も話したい」という思いが自然と高まってくるはずである．勇気を持って話せたときは努力をねぎらい十分に評価したいものである．回復のための大きな一歩を踏み出したことになるからである．

⑦ 自助グループにどの程度通えばよくなるのか？

しばしば「どの程度通えばよくなるか」と尋ねられることがある．筆者は，本気で回復したいと思うのなら，「騙されたと思って50回は行ってほしい．どんな重症の人でも1000回通えば回復はしっかり見えるはず」なども勉強会などで伝えている．50回も無理という人に対しては「まず10回を目標にしてみませんか」と患者に応じて提案することもある．1000回と聞くと尻込みするかもしれないが，回復施設で1日3ミーティングに参加すれば，1年もかからないことになる．

もちろん，最初の1回がなければ始まらないが，「行ってみただけ」で否定する人も多い．「初めは慣れないかもしれないけれど，通い続ければだんだんと楽になって元気が出てきますよ」「一緒に通う仲間ができると心強いですね」「自助グループの効果はゆっくりと感じられますよ」と伝えている．

要は回数ではなく，個人個人で馴染めて楽になれるには違いがあるのは当然である．自助グループに馴染めるまでが早いかどうかは，その患者の人間不信と自信喪失の程度や動機づけの程度，自助グループの雰囲気やメンバーの人柄によるところが大きいと思われる．

⑧ 回復施設（リハビリ施設）はどんなところか？

それでは回復施設（リハビリ施設）はどんなところなのか．わが国で回復施設として広く認知されているのはダルクとマックであろう．マックはアルコール依存症の回復施設として1970年代に誕生した．ダルクは薬物依存症の回復施設として，1985年にマックから独立して誕生した．いずれも，AAやNAの12ステップの考えを取り入れた施設であり，基本は施設内でのミーティングと夜の自助グループへの参加である．入寮と通所があるが，入所してプログラムに取り組むこ

とが基本である.

　ダルクは全国に 42 団体 68 施設あり, 現在は薬物依存症を主にアルコール依存症やギャンブル障害患者の回復支援も行っている. AA や NA で行われる形式のミーティングが中心であるが, その他施設によってさまざまなプログラムが用意されている. それぞれのダルクは独立して運営を行っており, 組織化されていない. いわばそれぞれが個人商店のようなものである. なかには大規模化しているダルクもある. 各施設の施設長やスタッフのほとんどが薬物依存症の回復者であり, 自身の経験を支援に生かしている.

　マックは全国に 17 施設あり, やはりそれぞれが独立した運営を行っている. ダルクと同じく, 基本は AA や NA で行われるミーティングである. 一部のマックは薬物依存症やギャンブル障害を受け入れており, アルコールと薬物の区別はなくなってきている.

　いずれも入寮を主としており, 寝食を共にして基本は 1 日 3 回のミーティングである. ただし, それぞれの施設では色々な試みがなされており, 多様性がみられている. 入寮期間は数か月から数年と幅広い. 退寮後は通所を続け, 自助グループに参加し, 就職したり, スタッフになるためのトレーニングを受けたりする.

　アルコール依存症の重症者にとってはマックが, 薬物依存症の重症者にとってはダルクが最後の砦であった. 最近は対象とする患者は問わずに依存症患者を受け入れるようになってきている. 重症者や支援が乏しい患者は回復施設の利用を考えたい.

⑨ 回復施設 (リハビリ施設) は有効なのか?

　回復施設は有効なのかと尋ねられれば, 有効であると答えるであろう. ただし, 入寮してみた, 行ってみた, だけでは効果は得られない. 施設にとどまり続けて, 寝食やプログラムを通して仲間意識を持て, 心開いて信頼関係を築けるかどうかがカギである.

　多くの患者は集団生活やミーティングが苦手である. それは自助グループの項で述べたとおりである. 初めは集団生活に耐えられず, 施設を飛び出したり再飲酒や再使用を繰り返したりする例が珍しくな

い．一つの施設でうまくいかなければ別の施設で再度トライできる．回復を望むのであれば何度でもトライさせてくれる施設も多い．回復したいと思って施設に来た患者は，「仲間」として受け入れられる．自助グループでの回復を徹底して推し進める場所が回復施設である．

　回復施設を利用する患者は，重症で他の方法ではどうにもならなかったか，支援が乏しく行き場のないことも多い．その意味では，ダルクやマックなどの回復施設は，依存症からの回復を目指す際の切り札であると思っている．人が人と関わる場所として，これほど濃厚な場はない．そして，依存症に対する誤解と偏見から解放されている．周囲や社会からのバッシングからも守ってくれる．つまり，依存症からの回復に重要な，「安心できる居場所」と「信頼できる人間関係」を得られる場所である．回復施設は，「人は変われる」ことを実践してきた．命を落としたメンバーが少なくないなかで，多くの奇跡を生み出してきた．希望を生み出してきた．

⑩ 自助グループや回復施設の実践から何を学ぶのか？

　自助グループは依存症の回復を生み出してきた．回復施設は最重症の依存症患者をも回復に導いてきた．回復を生み出す現場には大切なことがある．その実践から私たちは何を学ぶのか．

　回復施設は自助グループの実践を強化する場であり，生活を共にする場である．自助グループで行われるミーティングが活動の基本であり，夜の自助グループに参加することがプログラムに組み込まれる．その他のアクティビティを施設ごとに工夫して実践している．

　そこで依存症患者はどのように回復しているのか．回復施設でも自助グループ同様，ミーティングで正直な思いを話すことが重要視される．つまり，腹を割って自分の正直な思いを話すことが推奨される．「他者を批判しない」「他者の秘密は守る」というルールの下で，本音を言えなかった患者が，本音を話しているメンバーの話を繰り返し耳にする．すると，「自分もみんなに本音を聴いてほしい」という思いが芽生えてくる．それには時間がかかるかもしれないが，ミーティングに出続けることでメンバーとの壁がなくなってくる．

お互いを，本音を言い合える「仲間」として認められるようになると，人に癒されるようになり人間不信は払拭されていく．信頼関係を築けると，心が癒され，エンパワメントされる．回復が進むと，新たに訪れたメンバーの世話をする．回復の手助けをする．スポンサーになって回復のステップに取り組むメンバーを支援することもある．つまり，自助グループや回復施設では，「支援を受ける側」から「支援を提供する側」になれる．苦難の連続だった自らの経験が，人のために役立つ．このパラダイムシフトが，患者の自己否定を自己肯定に転換し，自信喪失を軽減していく．これは医療では起こりえないことである．

人との心の通じた温かいつながりが，人間不信と自信喪失・自己否定を解消していく．人とのつながりで回復に向かった患者は，メンバーに提供してもらった支援を次のメンバーに提供する．回復のために必要なことは，「安心できる居場所」と「信頼できる人間関係」であり，人からの癒しである．プログラムやテクニックは道具でしかない．要は，人との信頼関係の構築が大切なのである．そのことを教えてくれているのである．

回復施設は生活の支援が必要であったり，重複障害を持っていたりする人にも支援を提供できる．自助グループや回復施設で起きていることから，回復には何が大切であるか，どのような支援が望ましいかを明確に学ぶことができる．

⑪ 治療者・支援者が知っておきたいこと

来る者は拒まないこと，尊厳ある人として受け入れること，相手を尊重すること，無理にアルコールをやめさせようとしないこと，無理に人を変えようとしてはいけないこと，生きづらさを支援すること，人間関係の問題を改善すること，そのためには正直な思いを安心して話せる場と人が必要であること，回復者との接点があること，回復の可能性を信じられること，などが治療者・支援者にとって大切なことである．

自助グループや回復施設は，人と人とが対等な仲間として関わり続

JCOPY 498-22950

け，心を開くことで変わっていくことを実証している．治療や支援に迷ったときは，自助グループや回復施設に大切なヒントがある．回復の希望がある．回復の奇跡がある．回復の原点がある．治療者・支援者は，自助グループ・回復施設から離れてはいけない．そこには回復があるのだから．

VI. 患者をどのように回復に導くか

　依存症からの回復は自助グループによって始まった．患者が自助グループにつながり，回復していくことは依存症支援の王道である．この章では，患者が自助グループにつながり，変わっていくことをどのように側面から支援していくかを，支援者から患者へのメッセージの形で示した．

　患者が自らこの章を基に回復の道を歩めるように書いたものであるが，支援者が自助グループによって回復の道を歩もうとする患者のコーチ役として，このようなステップを歩むことに寄り添えれば効果的ではないかと考えている．

　この章を参考にして，患者が自助グループにつながり，回復の喜びを，素晴らしさを実感してもらえることを期待している．

　以下は，「動機づけができており，回復したいと本気で思っている患者」への説明の形をとっている．すべての患者に当てはまる方法ではないかもしれないが，回復の原則と言えるのではないかと考えている．AA や NA で使われている 12 ステップを模して，回復の道につながるための 12 ステップとした．

① はじめに

1. あなたの問題は？

　あなたの今の問題は何でしょうか．アルコールや薬物など何らかの依存症に関係した問題なのでしょうか．それともギャンブルやゲーム，インターネットなどの問題でしょうか．どんな問題でもかまいません．原理原則は同じです．

　あなた自身が依存症関連の問題に困っていて何とかしたいという思いがあるのであれば，この本をぜひ最後まで読んでください．この本

は，現在何らかの依存症の問題に困っていて，本気で変わりたいと思っている方に向けて書いた本です．

　あなたが本気で変わりたいと思い，本気で行動する気持ちがある人であれば，必ず変わることができます．難しいことを考えなくても，特別なプログラムに参加しなくても，この本に書いてあることを実行し続けることさえできれば，あなたは変わることができます．

　それでは，まず，あなたの問題はどんなことでしょうか．アルコール問題ですか．薬物問題ですか．それ以外のギャンブルやゲームなどの行動嗜癖，アディクションでしょうか．どんな問題でも大丈夫です．基本的な回復方法は共通しているからです．

　では，どうしてみなさんはうまく解決できなかったのでしょうか．もしかして，自己流の方法で対処してこなかったでしょうか．誰かに提案されても受け入れてこなかったのではないでしょうか．

　あなたが謙虚にこの本が提案している方法を取り入れて実行するならば，変わることができます．アルコール問題，薬物問題，その他のアディクション問題に対処することができます．

　さて，あなたの現在の問題は何でしょうか．まずそのことを明らかにしましょう．そこから回復に向けての変化の第一歩は始まります．あなたのありのままの現在の問題を書き出してください．

問い　あなたの問題は何ですか？

2. あなたは自分が依存症だと思いますか？

　あなたは自分が依存症だと思いますか．間違いなく依存症だと思う人はこの項を飛ばしてください．自分は依存症だと思うことは容易ではありません．なぜなら依存症のイメージが悪すぎるからです．

依存症は、「アル中」「ヤク中」と呼ばれバッシングされます．純粋な病気なのに、心配されることは稀で、ただ問題を起こすとバッシングが待っています．依存症は病気であるということを一般に人や社会が理解していないからです．

自分は依存症であると自覚している人以外の方に、依存症とは何なのかを説明したいと思います．

依存症とは何なのか？

依存症とは、アルコールや薬物などの物質使用のコントロール障害を指します．「わかっちゃいるけどやめられない」状態です．こんな人は世の中にたくさんあります．たとえば、アルコール依存症についてみますと、国際的診断基準である ICD-10 によりますと、次のようになります[1]．6 項目中 1 年間のある時期に 3 項目以上を満たせば依存症と診断されます．

1. 物質使用への強い欲望または強迫感
2. 物質開始、終了、使用量のコントロール障害
3. 物質使用を中止または減量した時の離脱症状
4. 耐性の証拠
5. 物質使用のために他の楽しみや興味を次第に無視するようになり、使用時間が増したり、酔いから醒めるのに時間がかかる（物質使用中心）
6. 明らかに有害な結果が起きているのに使用する

たとえば、① 仕事が終わる時間になると、「ああ、ビール飲みたい！」と強い欲求が起こる．② 飲んではいけない時間や場所で飲んでしまう．③ 飲んでいるうちにだんだん量が増えたり強い酒に移っていったりする．④ 酒が切れると変な汗をかいたり手が震えたりする．⑤ 酒中心の生活になり他のことに関心が薄れる．⑥ 酒で問題が起きているのにやめられない．これら 6 項目のうち 3 項目を満たす人は少なくないのです．

実際にこの診断基準で調査されたところ、わが国にはアルコール依存症と診断されると思われる人は 107 万人と推定されています．しか

142

し，実際にアルコール依存症の診断で医療機関を受診している人は5万人程度に過ぎません．私たちはよっぽど重症にならないと依存症という認識をしていないと思われます．「アル中」のイメージがひど過ぎることもその原因の一端ではないでしょうか．アルコール問題を二度三度起こして修正されなければ，依存症の可能性が高いと考えた方がいいのです．

また，覚せい剤使用で服役した人の大多数は覚せい剤依存症と診断される可能性が高いでしょう．一度覚せい剤使用で逮捕されても執行猶予で刑務所にはいきません．しかし，二回目は一回目と合わせて3年程度服役することになります．有害な問題が起きていても修正されていないことになります．

あなたは，「自分は診断基準を満たしていないので大丈夫」と考えるかもしれません．しかし，依存症の人には「否認」という心の働きが起こります．事実を正しく認識できなくなるのです．あなたが大丈夫と思った場合，周囲の人や家族に確認してみてください．周囲の人の認識の方が正しいことが多いのです．

さらに，もしあなたが依存症でないとしても，「使用障害」の可能性があります．これは ICD-10 と並んで世界で使われている米国精神医学会の国際的診断基準である DSM-5 に定められているものです．これは ICD-10 と比較して広い範囲をカバーする診断名であり，1年間に 11 項目中 2 項目を満たせば診断されます．そして，その項目数によって重症度が決められるのです．これを以下に示します[2]．

1. 当初の思惑よりも摂取量が増えたり長時間使用したりする．（依存）
2. 物質中止・減量の持続的な欲求または努力の失敗がある．（依存）
3. 物質使用に関連した活動に費やす時間が増える．（依存）
4. 物質に対する渇望，強い欲求，衝動がある．（新設）
5. 物質使用により社会的役割が果たせない．（乱用）
6. 社会・対人関係の問題が生じていても飲酒する．（乱用）
7. 物質使用のために重要な社会活動を犠牲にする．（依存）
8. 身体的に危険のある状況で物質使用を繰り返す．（乱用）
9. 心身に問題が生じていても物質使用を続ける．（依存）

10. 耐性: 反復使用による効果の減弱または使用量の増加. （依存）
11. 離脱: 中止や減量による離脱症状の出現. （依存）
   ＊重症度: 軽度 2〜3 項目，中等度 4〜5 項目，重度 6 項目以上

　ここで重要なのは，依存症という診断はありふれたものであるということ，現在診断基準を満たさないから大丈夫とは言えないことです．アルコールや薬物によって何らかの問題が起きていれば，それは治療対象となります．それも早ければ早いほど経過はよくなります．なぜなら依存症は進行性の病気だからです．依存症と診断されるか否かは実はそれほど大きなことではなく，問題を感じたら行動の修正を考え実行することが重要なのです．

3. あなたはどうなりたいですか？

　自分の問題を確認しましたね．それではあなたはどうなりたいのでしょうか．問題をなくしたい，軽くしたいという思いになったなら，具体的にどのように変わりたいのか．どんなことをなくしたいのか．よくしたいのか．それを具体的に書いてみましょう．

> **問い**　あなたはどのように変わりたいですか？

4. 本気で変わる覚悟はできていますか？

　あなたの現在ある問題と，その問題をどのように変えたいということを考えてきました．具体的な問題と目標が見えたわけですね．そうすると，あとは実行する覚悟を持つことです．「変わるぞ！」「やり遂げるぞ！」「回復するぞ！」という意気込みは持てましたか．

　この本は，「本気で回復したい人のための本」です．あなたは本気ですか．実は，本気で変わろうとするための動機づけが，依存症の治療

では最も重要なのです．でもそこは治療者・支援者向けの本にたくさんページを割いています．この章は動機づけについては多くは触れていません．動機づけができている人が，どうすれば回復できるかに焦点を当てています．「回復したい」「酒や薬物をやめたい」と強く思っているのにそれができない．どうすればいいかわからないという人が対象の本です．

　ただ，覚悟はしても気持ちは揺れるのが普通です．それだけ，あなたにとってアルコールや薬物は重要な役割をはたしてきたのでしょう．決心をしたからといって，簡単に迷いがなくなったり，実際に結果を出したりすることは簡単ではありません．それはあなたが十分経験されてきたのではないでしょうか．

　ここでは，もう一度依存症という病気に挑戦する覚悟をしてください．難敵には違いありませんが，この本のステップに沿ってひとつ一つ実行していくことができれば，回復できるはずです．アルコールや薬物をやめられてよかったと思えるはずです．

5. とっておきの「これだけ」に取り組んでください

　変わる覚悟はできましたか．これからあなたに取り組んでもらうのは，とてもシンプルな方法です．回復のために大切なことを効率よく身に着けていくために，必要不可欠なことをひとつ一つ積み上げていきます．この本では，12 のステップに分けて回復に向けて進んでいきます．時には元のステップに戻る必要も出てくるでしょう．でも，着実に一つずつクリアしていけば，いつの間にか回復が目の前に見えてくるでしょう．

　この本で 12 ステップとしたのは，代表的な自助グループである AA（アルコーホリクス・アノニマス）や NA（ナルコーティクス・アノニマス）が使っている 12 ステップにあやかっています．ただ，回復に大切なものを書き出していったら，偶然にも 12 になったのです．このうちステップのどれ一つ省略してもいい結果にはならないでしょう．ステップ 1 から一つずつ積み上げてください．

　「これだけ」で大丈夫なのです．ぜひこの本を手に取った読者の方には達成してもらいたいと思います．

6. 問題の解決だけではなく幸せに近づくでしょう

　もしもあなたが，この 12 ステップをやり遂げたらどのようになっているでしょう．依存症からの回復を目標としたステップですから，断酒，断薬が身に着いていることでしょう．それは，無理にがまんしてやめているというものではありません．

　回復とは，アルコールや薬物に酔うことを必要としない生き方を身に着けるということです．しかし，あなたはそれだけではないことに気づくでしょう．回復するまでにあなた自身は大きく変わっているはずです．心の中も考え方も行動も，これまでのあなたとは別人のように成長しているはずです．そして，希望と自信と生きがいと信頼，そしてかけがえのない仲間とつながり幸せを実感できていると信じています．

　このステップを進めていくうちに，あなたは本物の幸せに近づいていく作業でもあるのです．どうしてそんなことが起こるのでしょうか．それをこれからあなた自身に経験してもらいたいと思います．それを楽しみにしてステップを踏んでいきましょう．あなたが幸せを実感できることを祈っています．

② さあ，はじめましょう！

ステップ1 依存症は病気であり，がまんと意志の力ではコントロールできないことを認められますか？

1. がまんでコントロールできないのが依存症である

　そもそもがまんでコントロールできない病気を依存症といいます．コントロールできないのは，がまんが足りないのではなく，依存症という病気にかかったからなのです．依存性物質であるアルコールや薬物を繰り返し体内に入れることで，脳がその快感を覚えてしまったのです．そして，ストレスを感じたり，ちょっとした不快な気分になったり，やる気が出なくなったり，暇なだけでも，脳から強い欲求が出るようになってしまったのです．このサイクルがいったんできてしまうと，容易に変えられるものではありません．それだけでなく，アル

146

コールや薬物を使えば使うほど，このサイクルは強化されていくのです．依存症が進行性の病気であると言われるのはそのためです．

それでもがまんでコントロールしようとしてしまう人が多くみられます．「本気でやめようとすればやめられる」とあなたも思っていませんでしたか．「では本気でやめてください」と言われても，「まだやめるほどひどくないから」と多くの人は答えます．

2. 依存症は病気であると理解する

「自分では飲酒や薬物使用をどうにもできない．コントロールできない」と認めるところから回復は始まります．このことを受け入れられないと，いつまでも人の意見や提案は受け入れられず，がまんだけに頼るなど「自己流」のやり方を続けることになります．それではいつまでたっても変われないでしょう．

多くの依存症の人は，このような状況が長く続きます．それは「やめなければ」という思いの反面，「やめたくない．まだ手放せない」という思いがあるからです．でも，事実を冷静に客観的にみると，どうみてもプラス面よりマイナス面が大きくなっているはずです．

それでも決心がつかないのは，かつてのよかったときのことが忘れられないからかもしれません．あるいは，手放すことの不安もあるでしょう．飲酒や薬物使用に求めていたものを，それ以外の物から得られるということが信じられないこともあるでしょう．

3. 自分が依存症であることを確認する

自分が依存症になってしまっていることをもう一度きちんと認めましょう．「ときにはコントロールできていることもあるから」「たまたま失敗しただけ」と反論したくなるかもしれません．しかし，これまでを振り返ると，だんだんとコントロールができなくなってきていることに気づきませんか．問題が増えてきていませんか．かつてのようにいいことはなくなってきていませんか．

さあ，自分は依存症であることを受け入れましょう．それは早ければ早いほどいいのです．病気は早く対処すればするほどよくなります．そして，病気がよくなるといいことがたくさんあります．あなたが病気を受け入れられたら，これまでのようにがまんだけで対処する

ことはやめましょう．その代わりに治療・支援を受け入れてください．

4. 間違いだらけの依存症を正しく理解する

　　依存症であることを受け入れることが簡単ではないのは，あなただけではありません．他の多くの患者さんが家族が社会が，そして医療機関でさえも，依存症について誤解が大きいからです．依存症というと，とんでもない酷い人のイメージがありませんか．いわゆる「アル中」「ヤク中」のイメージです．「あんな人たちと一緒にしないでくれ，自分はそんなにひどくない」と思うのは当然でしょうね．あのようなイメージの人たちも依存症です．ただし，治療も受けることなく進行して末期状態にまでなってしまった人たちです．そこまで進行してから回復することは，不可能ではありませんが大変な困難が伴います．

　　このように「依存症」という病気は正しく理解されておらず，多くの誤解や偏見が伴います．誰もが早期に気づいて適切な治療や支援に安心してつながれる社会になってほしいと思います．

5. 依存症はメンタルヘルスの問題である

　　依存症は病気であると繰り返してきました．ということは，道徳や性格や意志の問題ではないということです．依存症は純粋にメンタルヘルスの問題です．ストレスが大きく関係しています．そして，その背景には人間関係の問題があります．これについては後ほど説明したいと思います．

　　依存症はうつ病や不安障害などと同じくメンタルヘルスの問題であることを理解してください．

　　ポイント: ① 依存症は病気であると理解する．
　　　　　　　② がまんだけで対処することをやめる．
　　　　　　　③ 病気であるから治療が必要であると認める．

ステップ2 回復のために，自己流ではなく人の提案を受け入れる準備はできていますか？ 自己流を手放しましょう.

1. 自己流の対処ではうまくいかなかったことを認める

　これまであなたは，自分のやり方でアルコールや薬物の問題をどうにかしようとしてきたのではないでしょうか.「こんなこと誰にも相談できないよ」「むしろ問題がばれないように隠してきた」という人が多いと思います. それは当然のことでしょう. 問題が表面化しないようにという思いが強かったのではないでしょうか.

　しかし，ステップ1で考えてきたように，あなたは「依存症は病気である」ことを受け入れることができました. 一つの大きな壁を打ち破ったのです. そして，新しいあなたへと変わるチャンスです. これまでのうまくいかなかった方法はやめましょう. そして，病気であるのだから病気をよくする方法を受け入れてください. 間違った方法では病気はよくなりませんね. あなたはこれまでうまくいかなかったから困っていたのでしょう. まずはそのことを認めてください.

2. 自己流を手放す

　自己流ではうまくいかなかったことを認められたでしょうか. そうしたら，次はその自己流でやってきた方法を手放しましょう. 自己流を手放すことは不安で怖いことかもしれません. しかし，何度もうまくいかなかった方法にこだわることはこの先も失敗を繰り返し，あなたが自信を失うことになります. 場合によっては，あなたの大切なものをさらに失うことになりかねません.

　勇気をもって自己流の考え方や行動を手放しましょう. ただ，手放したと思ってもこれまで身に着いた方法ですから，知らず知らずにもどってしまうこともあるでしょう. そのときに，そのことに気づいて修正できればいいのです. 自己流を簡単に手放すことは難しいのですが，意識し続けてください.

3. 提案を受け入れてこれまでとは別の方法を試みる

　自己流の方法を手放す覚悟ができましたか. 自己流をうまく手放す方法として，2つ挙げておきます. 一つは，「これまで判断してきたこ

ととは逆を選択すること」，もう一つは，「専門家の意見に耳を傾けて取り入れること」です．

　自然に任せると，知らず知らずにいつもの方法を選択することは先に述べました．だから，迷ったときには逆のやり方をあえて選ぶのです．失敗してもいいのです．そのような意識を持っていると少しずつ，自己流を手放すことになります．

　それよりも簡単で確実なのは，依存症に詳しい治療者や支援者の意見を謙虚に取り入れることです．初めのうちは，ひとつ一つ反論したくなるかもしれません．「でも……」「そうは言われても……」など受け入れられない理由がたくさん出てくるかもしれません．この点についても慌てることはありません．これまで自分で考えて自分で行動してきたあなたが，自己流を手放して人の意見や提案を受け入れることは容易ではないでしょう．しかし，このステップはとても重要です．あなたは本気で変わりたい，回復したいと思うのであれば，これは避けて通れない課題になります．あなたはきっと越えられるはずです．

　専門家の提案を受け入れて，これまでとは別の方法を実行する覚悟をしましょう．その覚悟ができましたら，次のステップに進みましょう．

ポイント: ① これまでうまくいかなかったことを認める．
　　　　　② 自己流にこだわらず提案を謙虚に受け入れる．
　　　　　③ これまでとは別の方法を実行する覚悟をする．

ステップ3　がまんと意志の力だけで対処することはやめられますか？　これがうまくいかない最大の原因です．

1. がまんだけで対処することは何もしないことである

　がまんで対処してきたあなたは，具体的には何をしてきたのでしょうか．「がまんで何とかする」「意志の力でやめてみせる」という人は，実際には何も行動していないのと同じではないでしょうか．要するに，がまんだけに頼っている人は，アルコールや薬物をやめるための

行動を何もしていないことと同じになるのです．何もしなければ何も変わらないでしょう．がまんに頼りすぎる危険はこの点にあります．さらには，がまんでやめられない病気が依存症であるという基本的なことの理解ができていないことになります．

　がまんでやめられないのは，病気の性質からして「当たり前のこと」なのです．そのように患者さんに伝えると，「自分は他の人とは違うから大丈夫」「奇跡を起こしますよ」と初めは聴く耳を持たない患者さんが多いのです．繰り返しますが，がまんに頼っている限りは必要な行動もとらず，何もしないということと同じなのです．がまんも必要ですが，それだけではどうにもならないのです．がまんが足りないと思うのは間違いなのです．

2. がまんだけで対処することをやめる

　これまでうまくいかなかった最大の原因は，がまんで何とかなると思ってきたことです．がまんさえすれば解決すると信じてきたことです．がまんだけではやめられません．がまんだけで対処することはやめましょう．ということは，提案を聴き入れて，変わるための行動をするということです．これまでと異なる回復のための行動を始めるということです．何を始めたらいいのかは，依存症の治療・支援の専門家から提案を受けましょう．これも自己流からの脱出する第一歩です．そして，これまでとは別の方法を積極的に取り入れましょう．あなたが本気で回復したいのであれば，これは越えなければならない壁です．

　専門家の提案を受け入れる準備はできましたか．できましたら次のステップに進みましょう．まだ迷っているのでしたら，この本を初めからもう一度読んでみてください．

ポイント: ① がまんでやめられないのが依存症と理解する．

**　　　　　② がまんの対処は何もしないことと同じである．**

**　　　　　③ がまん以外の方法を積極的に受け入れる．**

ステップ4 あなたが飲酒したくなったり薬物を使いたくなったりするのはどんなときですか？ 書き出してみましょう.

1. 飲酒や薬物使用欲求が高まるのはどんなときか考える

これまであなたが飲酒欲求や薬物使用欲求が高まるのはどんなときでしたか. 考えてみましょう.

飲酒欲求は, たとえば仕事が終わる夕方, 週末などの休みやその前の日, 給料日, 職場で嫌なことがあったとき, 厄介な仕事が終わって一息つきたいとき, 気分がすぐれないとき, 家庭内でギクシャクしているときなどに高まりやすいでしょう.

薬物使用欲求は, 現金が手に入ったとき, やる気が出ないとき, 気分がすっきりしないとき, 売人から連絡がきたとき, インターネットで薬物関連情報に接したとき, テレビや映画, 動画などで, 薬物使用シーンを見たとき, 生理前などに高まりやすいでしょう.

あなた自身はどんなときに欲求が高まって飲んでいたか使っていたかを明らかにしましょう. 欲求を高める刺激になるものを思いつくだけ書き出してください. それらが, あなたの脳に働きかけて自動的に欲求を高めてしまいます. 欲求をがまんすることができないのが依存症ですから, まずは, 欲求が高まる刺激を知って, あなたの日常生活からできるだけ遠ざけることが必要になります.

これはがまんだけで対処してきたこれまでの対応から抜け出す第一歩になります.

なかなか思いつかないという人は, どんなときに飲んでいたか, どんなときに使っていたかを思い出してください. それでも思いつかない場合は, よくみられる例について挙げておきますので, それを参考にしてみてください **表10** .

JCOPY 498-22950

表10　飲酒欲求が高まる例

一人で家にいるとき	休前日
飲み友達といるとき	デート
飲み友達に誘われたとき	旅行
冠婚葬祭	イライラしたとき
夕食前	疲れたとき
腹が減ったとき	暇なとき
仕事が終わった後	上司から小言を言われたとき
歓楽街を歩いているとき	頭にきたとき
行きつけの店の近くにいるとき	仕事で失敗したとき
給料日	仕事で成功したとき
ボーナス	ストレスを感じたとき

2. その刺激を生活から遠ざける方法を具体的に考える

　欲求を高めるときや刺激について書けましたか．たくさん書ければ書けるほど，危険を察知できているということです．その対策を立てやすくなりますね．

　一方で，特別な条件などなくて気がついたら飲んでいる，使っているという人もあるでしょう．連続飲酒や連続使用がしばしば起こっていて，刺激も何もない，24時間飲酒欲求・使用欲求が高いという人もあるでしょう．それでも，危険な状況を知っておくことは重要です．

　さて，危険なときや危険な刺激を書き出すことができましたら，そのひとつ一つにどのように対処するかを考えましょう．それも具体的に対策を考えておくのです．

たとえば,

「給料日」に対して,「酒を飲まない予定を組んでおく」「給料は自分の口座に振り込まれないようにしておく」ということも一例です.

「売人からの電話」に対して,「携帯電話の番号を変える」「携帯電話を持たない」ということもあるでしょう.

「暇なとき」に対しては,「暇な時間を作らないように敢えて予定を入れておく」「誰かといる時間を増やす」などです.

問い　欲求が高まる刺激に対して,具体的にどのように対処しますか?

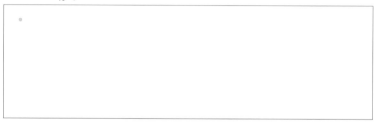

ポイント: ① これまで欲求が高まるのはどんなときだろう.

　　　　　② 欲求が高まる刺激を具体的に知っておく.

　　　　　③ そのときに安全に対処する方法を決めておく.

ステップ5 **あなたはこれまでアルコールや薬物に何を求めていたのでしょう?　具体的に書き出してみましょう.**

1. 自分はアルコールや薬物に何を求めてきたかを知る

　　あなたはこれまでアルコールや薬物に何を求めてきたのでしょうか.アルコールや薬物などの共通した特徴は,「手っ取り早く強力に気分を変えること」です.何らかの理由で気分を変える必要があったのでしょう.初めは,「人に勧められて」「大人の気分を味わいたくて」「好奇心から」などでしょう.しかし,飲酒や薬物使用した人がみんな依存症になるわけではありません.何か他の人よりも気分を変える必

要があったのではないでしょうか.

　これまでを振り返って，あなたがアルコールや薬物に何を求めてき
たのかを率直に考えてみましょう.

2. アルコールや薬物がもたらしてくれたものは何か

　アルコールや薬物にあなたは何を求めてきたのかを考える際に，簡
単に思い浮かばなければ，それらがあなたに何をもたらしてくれたの
かを考えてみましょう. そこになぜやめられないかというヒントが隠
れているかもしれません. あなたはアルコールや薬物によって何を得
てきたのでしょうか. とても大切なことですのでじっくり考えてくだ
さい.

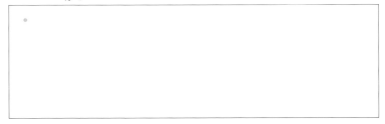

問い　あなたにアルコールや薬物がもたらしてくれたものは何です
　　　か？

3. アルコールや薬物によって対処することの限界を知る

　アルコールや薬物によって対処することがうまくいっていれば悩む
ことはないでしょう. この本を手に取る必要もなかったでしょう.

　アルコールや薬物などの依存性物質によって気分を変えることは，
初めのうちはとても有効だったのではないでしょうか. そうでなけれ
ば手放せなくならないですね. 依存性物質によって対処することには
限界があるのです. なぜなら，人には「耐性」ができるからです. 飲
酒や薬物使用を繰り返していると，人の身体はアルコールや薬物に順
応してきます. つまり慣れが生じます. 身体が依存性物質に慣れると
いうことは，効き目が落ちてくることを意味します. 効き目が落ちて
くるので，量と回数を増やさないと初めのころと同じ効果は得られな
くなるのです. ここが依存性物質の落とし穴です.

何らかの問題を抱えていて苦しい人ほどアルコールや薬物を必要として手放せないでしょう．それよりも効果があると感じたなら，どんどん使っていくことになるでしょう．「節度を持って飲みましょう」という注意は耳には入りません．結局，使えば使うほど耐性ができ，物足りなくなり，嵌っていくことになります．これは自然なことでしょう．

　つまり，依存性物質によって気分を変えることは，短期的には効果がありますが，長期的には効果がなくなるばかりか，さまざまな害が生じるようになるのです．たとえばアルコールであれば，身体を壊すことになるでしょう，仕事にも影響するでしょう，家族内や職場での人間関係が悪化するでしょう，事故が起こったり，うつ病を引き起こしたりすることもあります．覚せい剤や有機溶剤などでは，勘繰りや音に敏感という症状が現れます．これらがさらに悪化すると，被害妄想や幻聴となります．つまり精神病状態です．また，金銭的にも苦しくなります．事故や逮捕の可能性も高まります．

　いずれも効果がだんだん得られにくくなるのに，問題ばかりが表面化してくることになるのです．そして，依存性物質を繰り返す使うことによる一番の問題は，「ストレスにどんどん弱くなり，当たり前のことができなくなっていくこと」です．これが目に見えない最大の問題であると思います．つまり，社会に適応できなくなっていくのです．ドーピングして生きてきたようなものですから，本来あった力が低下していくのです．素面でいることにさえ耐えられなくなっていきます．慢性的に，「やる気が出ない」「何をやっても続かない」「切れやすい」というのは，このことが原因であることが多いのです．

4. アルコールや薬物に代わる「癒し」を獲得しよう

　アルコールや薬物が不快な気分を変える方法として使われてきたとすると，それはある種の「精神安定剤」や「やる気を出す薬」の役割を果たしてきたことになります．それがだんだん効かなくなってきたということです．そればかりか依存性物質の使用によりさまざまな問題が起こるようになり，周囲や家族から責められるようになります．

　アルコールや薬物に問題があることはわかるけれど，それを手放す

JCOPY 498-22950

ともっと苦しくなるのではないか．そのように思うのは当然のことで
しょう．寄りどころであったものを手放すということは覚悟がいりま
す．代わりになるものが想像できないと，何としてでも手放したくな
いと思うはずです．周囲から散々責め立てられても手放せないのは，
手放すことが不安で苦しいからです．すでにもう快感は得られなく
なっているのではないでしょうか．それでも手放すことはもっと苦し
くなる不安があるからです．

とすると，アルコールや薬物を手放すためには，それらに何を求め
ていたかを明らかにして，その求めていたものを別の何かから得られ
るようになる必要があります．それが簡単に思いつかないから手放せ
ないと言えるでしょう．アルコールや薬物に代わる「癒し」とは何で
しょう．それを見つけることはとても重要であることがおわかりにな
ると思います．依存性物質をやめるだけだと，さらに苦しくなってし
まうからです．

5. 他の酔う方法は他の依存症・アディクションになる

そこでよく患者さんから耳にするのは，「覚せい剤をやめて酒にす
る」「酒をやめてパチンコに通う」などの方法です．この気持ちはわか
るのですが，「酔う」ことで対処するということからみると，まったく
同じ方法になります．いずれも依存症やアディクションになる点では
同じなのです．覚せい剤をやめてアルコールにした人は，簡単にアル
コール依存症になります．酒をやめてパチンコに通う人は簡単にパチ
ンコ依存症（正式にはギャンブル障害）となります．

これは依存対象が代わるだけで回復したとは言いません．遠からず
同じ依存症の問題として表面化するのです．覚せい剤がアルコールに
なったのなら，犯罪ではないしいいじゃないか，という考えもありま
す．しかし，アルコールの方がやめることは難しく，覚せい剤とは異
なるさまざまな問題を引き起こすことになります．決して解決したこ
とにはならないのです．

アディクションと言われるものには次のようなものがあります．こ
れらにはアルコールや薬物と同じように注意が必要です．そして，ア
ルコールや薬物の「代わり」にはなりません．このように依存症・ア

ディクションの問題が重なったり広がったりする状況を，クロスア
ディクションと呼びます．

　アディクションの例について 表11 に示します．

ポイント: ① 欲求が高まるとき何を求めていたのだろう．

　　　　　② 具体的に書き出すと危険なときが見えてくる．

　　　　　③ 素面でなく酔いを求めるのはなぜだろうか．

表11　アディクションの例:「問題が起きているのにやめられない」こと

アルコール	暴力
薬物	買い物
ギャンブル	仕事
ゲーム	セックス
スマホ	盗撮・痴漢
インターネット	ひきこもり
過食・嘔吐	など
自傷行為	

ステップ6　依存症のもとには人間関係の問題があります．あなたに心当たりはありますか？　どんな問題がありましたか？

1.　自分の人間関係の持ち方を振り返る

　依存症のもとには人間関係の問題があると言われています．あなたの人間関係の持ち方，つまり人付き合いはどのような特徴がありますか．人に気を遣うタイプであったり，あまり人のことを気にしないタイプであったり，広く浅く付き合う人，狭く深く付き合う人，リーダーシップをとる人，頼まれたら嫌と言えない人など，さまざまでしょう．自分が人と付き合うとき，どのようにしてきたかを振り返ってみましょう．あなたの人付き合いの癖が見えてきます．

　重要なことは，人付き合いによってあなたのストレスは軽減しているのか，それとも増加しているのか，ということです．多くの人はス

トレスを解消できる人と，ストレスを感じる人との両方を持っている
はずです．プライベートでは前者，仕事関係では後者ということはよ
くあることです．

　人付き合いを楽しめる人は，ストレスにも強いでしょう．人付き合
いを避けたい人は，ストレスに一人で対処しなければなりません．自
分に自信があって人付き合いに肯定的な人は，人が味方になります．
自分に自信がなくて人付き合いに否定的な人は，人が敵になります．
人が味方と思えるか敵と感じるかは，その人が生きていくうえで計り
知れない大きな差を生み出します．ここにみられる両者の差は，その
人の持つ人に対する信頼度といえるでしょう．つまり，人と信頼関係
を持てる人か，人間不信が強い人か，によるのです．

　さて，あなたの人間関係はどうでしょう．人を信じられるのか，人
に心を許せないのか．人に癒されているのか，傷つけられているのか．
振り返って考えてみましょう．

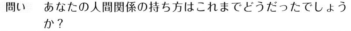

　　　問い　あなたの人間関係の持ち方はこれまでどうだったでしょう
　　　　　　か？

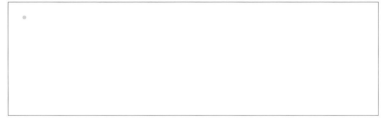

2. 自分の人間関係の問題を知る

　あなたの人間関係の持ち方について考えてもらいました．いかがで
したか．そのなかで，人間関係の持ち方に問題があると思ったところ
はありますか．人間関係がストレスに塗れたものであれば，それはメ
ンタルヘルス上あまりいいことではありません．そのまま放置せずに
何らかの対処が必要になります．

　あなたの人付き合いはストレスを軽減させるものでしょうか．それ
とも増大させるものでしょうか．この差はあまりに大きいことは先に

述べました．もし，あなたの人付き合いがストレスを増大させるもの
だとしたら，何が問題なのでしょうか．気を使いすぎたり合わせすぎ
たりするからでしょうか．どうにも許せない上司や同僚がいるからで
しょうか．友人や家族とうまくいっていないからでしょうか．そこに
はどんなあなたの問題があるのでしょうか．

　あなたの人付き合いの問題について明らかにしてみましょう．

　問い　あなたの人付き合いの問題はどのようなものですか？

3.「生きづらさ」は何が原因であったかを振り返る

　あなたはこれまでに，「こんなに頑張っているのにちっとも楽にな
らない」，と思ったことはありませんか．「どうして自分ばかりがいつ
も苦しいのだろう．うまくいかないのだろう」「自分だけが報われな
い」などと感じたことはありませんでしたか．「生きづらさ」に悩んだ
ことはありませんでしたか．

　この「生きづらさ」は人間関係の在り方と密接に関係しています．
もしも，あなたが生きづらさを感じているならば，その原因を考えて
みましょう．「そんなこと考えてみたこともないよ」という人もいるこ
とでしょう．それでも大切なことですから，投げ出さずに考えてみま
しょう．生きづらさを感じていないという人もいるでしょう．そのよ
うな人は，「あなたは人に癒されてきましたか．満たされてきました
か」という問いを考えてみてください．

ポイント: ① あなたの人間関係はどのようなものか．

**　　　　② 安心して打ち解けられる関係を持てているか．**

**　　　　③ あなたに人間関係の問題はあるか．**

JCOPY 498-22950

ステップ7 多くの依存症の人には共通した6つの人間関係の問題があります．あなたはどうでしょうか？

1. 自分に6つの人間関係の問題があるか考えてみよう

　　私は長年の依存症の人の治療に携わってきました．そこで気がついたのは，依存症の人は，性別に関係なく，年齢に関係なく，使っている物質に関係なく，みんな似ているということです．それをまとめたものが，「6つの人間関係の問題」です　表1．

　　それは表に示したように，① 自己評価が低く自信を持てない，② 人を信じられない，③ 本音を言えない，④ 孤独で寂しい，⑤ 見捨てられる不安が強い，⑥ 自分を大切にできない，の6項目に集約されます．あなたはいかがでしょうか．当てはまりますか．

　　私は外来に初めて来られた依存症の患者さんに，一通り話を伺った後で，「このような方が多いのですが，あなたはどうですか？」と，6項目を一つずつゆっくりと尋ねるようにしています．特に女性の患者さんは，3つ目か4つ目あたりで目をウルウルさせることが多く，6項目すべてを言い終わると，「全部当てはまります．どうしてわかるのですか？」というやり取りが，10年以上前から儀式のようになっています．「どうしてわかるんですか？」と驚いたように聴いてくるということは，これまで誰にもそんな思いを持っていることをわかってもらったことがない，ということを示しています．

　　男性であっても同様ですが，突っ張っていたり心を開いていなかったりする人は，認めないこともあります．しかし，その後，治療関係ができてくると彼らも認めてくれます．

　　実は，この6つの問題は，依存症の人に限ったことではありません．うつ病の人，不安障害の人，パニック障害の人，社交不安障害の人，摂食障害の人，境界性パーソナリティ障害の人，心身症の人など，さまざまなありふれた精神疾患や精神障害の人にも共通してみられます．

　　さて，あなたはいかがでしょうか．

問い　　あなたは人間関係の 6 つの問題が当てはまりますか？

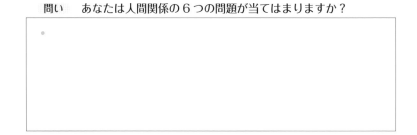

2. 依存症の背景にある「6 つの問題」を解決していく

　　背景にある 6 つの人間関係の問題の解決と言っても，そのどれもが大きな問題であり，容易に解決できるとは思えないでしょう．しかし，そのなかに突破口があるのです．それが 3 番目の「本音を言えない」です．「本音を言える」つまり，「正直な思いを安心して話せるようになる」と 6 つの問題は解決に向かい始めます．なぜなら，これらの問題は互いにつながっているからです．

　　「正直な思いを話せる」と，その「相手を信じられる」ようになり始めているということです．正直な話をして受け入れてもらえると，「見捨てられない」ことを経験できます．取り繕ったり偽ったりした自分ではないのに受け入れられたと感じると，少しずつ「自分に自信が持てる」ようになります．人とつながっている自分を感じて，「孤独で寂しい思いが軽減」します．こうして初めて，「自分を大切にできる」ようになります．こうして，6 つの問題は改善していくと考えています．

　　それだけ正直な思いを安心して話すこと，腹を割って本当の思いを話すことは重要なのです．「こんなことを言ったらどう思われるか」，「ダメな奴と思われないか」，「自分の欠点をさらすようなものだ」の思いが，正直になることを躊躇させます．人は，誰にも話せなかった苦しいことを自分に話してもらえると，「自分を信用してもらえた」と感じ，悪い気はしません．むしろ嬉しいものです．

　　注意することは，「誰に話すか」ということです．「あなたが信用できそうな人は誰か」という点です．誰もいないという場合もあるでしょう．そのときはどうすればいいでしょう．

　　もしあなたが治療や相談を受けているのであれば，そのなかで話し

162

やすそうなスタッフが候補になるでしょう．他の患者さんから情報を聴いてもいいでしょう．基本はあなたの担当の治療者です．その人が信用できそうなら少しずつ思いを話してみてください．どのような受け止め方をしてくれる人かがわかるはずです．

　それが難しいようでしたら，自助グループに通っていて回復している人が最高でしょう．回復が進んでいる人は，「自然体で明るく親しみのある人」であるはずです．いずれにせよ，初めは不安だと思いますが，正直な思いを安心して話せるようになると，気持ちが楽になることを実感できるでしょう．それは，人とつながれたからです．

　こうして6つの問題がよくなっていくということは，着実に回復に向かっていることの証になります．たとえ，アルコールや薬物が止まっていなくても心配することはありません．正直になり続けていれば回復は近づいてくるのです．

ポイント: ① 6つの人間関係の問題を知る．

　　　　　② あなたにはどの程度当てはまるか．

　　　　　③ 6つの問題を解決することが必要である．

ステップ8 あなたは人に心を開いて相談できていましたか？ 一人で問題を解決しようと頑張ってきませんでしたか？

1. あなたはいつも一人で頑張ってこなかっただろうか

　あなたのこれまでを振り返ってみましょう．あなたはいつも一人で頑張ってきませんでしたか．孤独に頑張ってきたのではないでしょうか．「誰にも頼ってはいけない」「自分が頑張るしかない」「誰も助けてはくれない」という思いを持っていませんでしたか．

　私の外来に来られる人の多くはそのように語ってくれますし，これまでお会いしてきた数多くの患者さんにも，そのような傾向がみられました．「人に頼ってはいけない」「自分が頑張るしかない」と思って頑張ってきました，と口をそろえて話してくださいます．

　そして人の何倍も頑張ってきた人も珍しくありません．なかには立

派な実績を上げてきた患者さんもあります．みなさん，がむしゃらに頑張ります．それこそ，マラソン大会に出ているのに 100 メートル走でダッシュするような後のことを考えない頑張りになります．そして次第に疲れてきます．それでも頑張ろうとします．ペースを落とすことはできず燃え尽きてしまいます．

　頑張れている間は悩むこともなく，そのことだけに専念します．しかし，それは続かず，頑張れなくなると動きは完全に止まります．まさに，100 から 0 になる感じです．その背景には，先に述べたように完璧主義があります．手を抜けないのです．それは私には「まじめな不器用さ」と映ります．愛すべき不器用さではあるのですが，頑張っているのに損をしています．もったいないと思っています．

　苦しくなってきたとき，頑張り続けるために飲酒や薬物使用が起きます．人に助けを求められなければ，「孤独な自己治療」として依存性物質に頼るしかありません．そして，その場だけでも気分を変えて頑張ろうとします．それでも，長くは続きません．これ以上頑張れなくなったときに，動きは止まり，自分を責め，希望と自信を失い，アルコールや薬物の酔いの中に突入していきます．そのときは，死にたい思いが高まっていることでしょう．

　完璧主義は不安から起こります．「まあいいか」とは思えません．完璧にしないと不安が高まるため，しんどいけれど完璧を目指すしかないのです．完璧主義は不安から自分を守る方法なのです．そして，その不安は，いつも一人で頑張るしかないこと，人に頼れないことからくるのです．自分が頑張れなくなったら「おしまい」なのです．余裕はありません．

2. ストレスに対してどのように対処してきただろうか

　あなたはストレスに対してどのように対処してきたでしょうか．思い返してみてください．現在はアルコールや薬物に酔うことだと思いますが，それ以前はいかがだったでしょうか．

　いずれの方法も，あなた一人で対処する方法ではなかったですか．あなた一人で対処してきませんでしたか．以前は「人に頼っていた」「相談していた」という人もあるかもしれません．そうだとしたら，ど

JCOPY 498-22950

うして頼ったり相談したりできなくなったのでしょうか.

　問題があるとしたら，それは「ストレスに一人で対処してきた」ということかもしれません．そのなかで，手っ取り早く簡単に気分を変える方法が「酔う」ことです．苦しいほど余裕がないほど，すぐに効果の得られるものに向かうでしょう．「趣味を楽しむ」などということでは対処できなかった，と言われる方も少なくありません.

　「ストレスに一人で対処して何の問題もない」と言われるのであれば，それでもいいのでしょう．ただし，それでも苦しくなったときには別の方法を考える必要があるのではないでしょうか.

3. あなたは信頼できる人に相談してきただろうか

　あらためてお聞きします．あなたは信頼できる人に相談してきたでしょうか．多くの方の答えは NO ではないでしょうか.

　問題はここにあります．人が生きていくうえで人に相談したり頼ったりできないことは，どれほど苦しいことか，孤独なことか，不安なことか，余裕をなくしてきたことか．だから完璧主義になって，がむしゃらに一人頑張るしかなかったのではないでしょうか.

　見方を変えると，あなたはこれまで「人に頼ることなく」「人から助けてもらうことなく」生きてきたことになります．生きていくうえでもっとも大きな力とエネルギーになる「人からの癒し」を使わないで生きてきたことになります．それは大変なことです．人は一人では生きていけません.

　人に相談したり頼ったりすることは，決して恥ずかしいことではありません．人とつながることによって，あなたの生きるスキルが高まります．生きやすくなります．あなたの力を何倍にも高めることができるはずです.

　では，それなのにどうしてあなたは信頼できる人に相談しなかったのでしょうか.

4. あなたに信頼できる人はいただろうか

　そもそも，あなたが信頼できる人はいたのでしょうか．「誰も信用できない」という人もあるでしょう．「信用していたけど裏切られた」という人もあるかもしれません．いずれにしても，手放しで信用できる

人が，あなたのそばにはいないのではないでしょうか．これは苦しいことです．どんなに多くの人の中にいても孤独だからです．誰も助けてくれるとは思えないからです．

　どうしてこのようなことが起きるのでしょうか．

　それは，何らかの理由で，あなたの大切な身近な人と安心できる関係を持てなかったからかもしれません．それだけでなく傷つけられたからかもしれません．SOS を出したのに助けてくれなかったからかもしれません．身近に信頼できる人はあったけれど，他からひどい傷を負わされて人を信用できなくなったからかもしれません．

　虐待やいじめ，性被害など，深い傷としてあなたの中に残っていて，フラッシュバックのように繰り返し今でもあなたを苦しめていることもあるでしょう．「本当に苦しいときに誰も助けてくれなかった」「家族がみんな大変で余裕がなく負担をかけられない」「身近な人を悲しませたくない」「SOS を出していたら嫌われた」「味方だと信じていた人に傷つけられた」などの理由もあるでしょう．

　あなたに必要なのは安心して SOS を出せる人です．これまで，あなたはさまざまな理由で一人頑張ってきたのではないでしょうか．それが続かなくなったのではないでしょうか．

　あなたが一人頑張るときに味方になってくれたのが，アルコールであり薬物でした．これらがあるから生きてこられたのかもしれません．アルコールや薬物があなたにとっての「命綱」であったのではないでしょうか．生きるための自転車の補助輪だったのではないでしょうか．だから，周囲の人々から，アルコールや薬物を悪者にして取り上げられようとすると，不安になったり，腹が立ったりしたのではないでしょうか．取り上げられないように必死に抵抗したのではないでしょうか．

　それでは何が問題なのでしょうか，それは，あなたに信頼できる味方がいなかったことです．心から信用できる人がいなかったことです．

ポイント: ① あなたは苦しいときどのように対処してきたか．

**　　　　　② 一人だけで何とかしようとしてこなかったか．**

**　　　　　③ 一人で解決することはやめて人に相談しよう．**

166

ステップ9 依存症からの回復には人から癒され，心満たされることが必要です．今あなたは人から癒されていますか？

1. あなたはこれまで人に癒されてきただろうか

　　あなたはこれまで人に癒されてきたでしょうか．あなたは今，人から癒されているでしょうか．みんなから癒される必要はありません．あなたが本当に信頼できる人が身近に数名いれば，安心して生きていけるようになります．その人たちとつながっていれば，さらに信頼できる人が増えていくかもしれません．

　　すべての人とうまくいく必要はありません．信頼できる人がまず一人でもできると，日々の生活は変わるでしょう．信頼関係ができてくると，温かい気持ちが生じてきます．これはアルコールや薬物から得られた酔いとは異なり，じんわりと心に伝わってくるものです．安心感・安全感を伴っています．それは癒しとなり，元気になれ，希望につながり，幸せへと向かっていくと考えています．

　　人は人に癒されて生きていけるようになります．

　　人は人に癒されて幸せを感じられるようになります．

　　人は人に癒されるようになると，アルコールや薬物に酔う必要はなくなります．

2. あなたが癒される新しい方法は「人からの癒し」である

　　これまで読んでこられたあなたはもうおわかりでしょう．あなたが癒される新しい方法は，「人からの癒し」です．これ以外にありません．人以外のものに助けを求めると，別の依存症やアディクションになります．

　　また，人に癒されていないのに，アルコールや薬物を無理やりやめようとすると，うつ病などの精神疾患にかかったり，ストレスで身体を壊したり，死にたくなったりするかもしれません．

　　あなたは無理にアルコールや薬物をやめようとする必要はありません．人と信頼関係を築いていき，人から癒されるようになると，自然にアルコールや薬物は手放せるはずです．ですから，一人にならず人につながっていきましょう．そのときに重要な存在は，同じ依存症か

ら回復した人たちです．回復しようと日々行動をしている人たちです．

　あなたはただ，人との信頼関係を築くことに集中すればいいのです．

ポイント: ① 物質を手放すためには代替策が必要である．

　　　　② それが「信頼できる人からの癒し」である．

　　　　③ 人に癒され心満たされることを目標にする．

ステップ10 人から癒され心満たされるためには，人と信頼関係を築くことが課題になります．そのための行動をできますか？

1. 人と信頼関係を築く覚悟をする

　ここまで人と信頼関係を築くことの大切さ，そして人に癒されるようになることの重要性について，繰り返し話してきました．しかし，それはあなたにとって，もしかしたらとても不安なことかもしれません．「そんなことできるのだろうか」「自分はこのままでいいや」と思われるかもしれません．尻込みしたくなるかもしれません．「そんなことができていたら依存症になっていないよ」という人もあるでしょう．

　確かにこれまでしなかったことをすることはたいへんでしょう．自信が持てないと言われるかもしれません．しかし，今が取り組むチャンスです．この問題を克服できれば，この後の長い人生は大きく変わるはずです．単にアルコールや薬物をやめられるようになるだけではありません．もっと重要なものを得られると思います．多少苦労してでも取り組む価値のあることです．

　まずは人と信頼関係を築くという覚悟をしてください．そこから始まります．たいへんだと思って近づかなかった中にこそ，「宝物」があるのです．人と信頼関係を持てたときに，あなたの人生は豊かなものになるはずです．

　この課題に一緒に取り組んでいきましょう．

2. 回復のために行動することを決心しよう

　覚悟ができたら，次は行動に移すことです．人と信頼関係を築いて

JCOPY 498-22950

いくために，依存症から回復するために，幸せな人生にするために，これから行動に移しましょう．それは難しいことではありません．少しの勇気を持ってあきらめず続けていけば，それは達成できます．

　これまでアルコールや薬物の問題に対して，一人がまんによって何とかしようとしてきたことがうまくいかなかった理由だと思います．一人ではなく，がまんではなく，これまでと別の方法をとる決心をしてください．考えたり悩んだりするのではなく，適切な行動を続ければいいのです．回復への道は実はとてもシンプルだと思っています．難しいことではありません．

　行動の決心をする際に，もう一つお願いしたいことがあります．それは，これまでの自己流の考えと方法を棚に上げることです．人を信じられないと，人からの提案を受け入れることに不安を感じます．「提案を信用していいのか」と疑いの気持ちがでてくるのではないでしょうか．

　ここで思い出してください．あなたの自己流の方法でこれまで問題を解決しようとしてきたのではないでしょうか．そして，残念ながらうまくいかなかったのではなかったでしょうか．同じ方法を繰り返し同じようにうまくいかないと，自信を失うものです．しかし，それはあなたの能力や意志の問題ではありません．やり方の問題なのです．

3. 信頼関係を築くための行動を始める

　これまでの提案を受け入れてもらえましたら，それを信じて行動に移してください．これまで苦手だったことから新たな道が開けます．恐れることはありません．あなたは回復のために行動を始めるのです．自分のために，これからの新たな未来のために行動を始めましょう．行動を続ける覚悟をしてもらえればあとは続けるだけです．何をすればいいのかはこれから具体的にお話しします．

　新たな行動を始めることが何より大切なのです．

4. 信頼できそうな人は誰かリストアップしよう

　信頼関係を築くために何を始めるかについてお話します．まずは，あなたの周囲で信頼できそうな人はいるでしょうか．

　「この人は信用できる」「この人は自分を傷つけることはないだろう」

「この人なら自分の思いをわかってもらえそうだ」「以前に相談したことがある」という人のリストを作りましょう．数名上げられれば十分です．

その際に注意しておきたいことがあります．正論を言ってくる人，根性論を語る人，あなたを責めそうな人，依存症について理解のない人などは，リストから外した方がいいでしょう．きちんとあなたの話を聴いてもらえる人が望ましいと思います．こちらの話をさえぎって自分の考えを押し付ける人は避けましょう．

そうすると，適当な人は誰もいなくなるかもしれません．依存症は誤解と偏見を生みやすい病気です．どんなに理解のある人でも，依存症のことになると誤解と偏見の目で見てしまいがちです．治療者や支援者でさえ，間違いを犯してしまいがちなのです．

ではどうすればいいでしょうか．

あなたの飲酒や薬物使用を責めない治療者・支援者，やめるように強要しない治療者・支援者が候補になります．さらには，あなたが話しやすいこと，最後まで話を聴いてくれることがポイントになります．

そんな治療者・支援者も近くにいない，接点がないという人は，依存症の回復者が適任です．あなたと同じ依存症になり，それを克服するために行動して結果を出している人は，あなたに最も理解ある人になるはずです．「仲間」としてあなたを受け入れてくれる人は，あなたに誤解や偏見を持たずに共感してくれる可能性が高い人です．

ではそんな人はどこにいるのでしょうか．それが自助グループであり回復施設なのです．あなたがそこに行くと，手助けしてくれるのは同じ依存症の人です．依存症から回復の進んでいる人は，自分の苦しかった経験を生かして，これから回復をしたいという人の支援を行います．それがその人にとっても大切なことだからです．回復が進んだら，これから回復を望む人の支援をすることが推奨されているのです．彼らはボランティアとして相談に乗ってくれるでしょう．

とは言っても，自助グループや回復施設や医療機関（依存症専門医療機関）の敷居が高くてとてもいけない，どこにも信用できそうな人はない，という人には，最初の支援機関として相談機関をお勧めしま

JCOPY 498-22950

す.

5. 信頼できそうな人がなければ相談機関へ行こう

　　どこにも行けないという人が最も気軽に相談できるところとして，地元の保健所か，都道府県や政令指定都市にある精神保健福祉センターがあります．心の健康センターという名称を使っている場合もありますが，同じものです．精神科の相談の中心になるところです．ホームページなどで調べて，電話で予約をして出向いてください．精神保健相談員や保健師があなたの話を聴いてくれ，あなたに必要な情報を提供してくれるはずです．当然ですが費用はかかりません．

　　その他にも民間の依存症専門の相談機関やダルクやマックなどの回復支援施設も相談に乗ってもらえるはずです．AA，断酒会，NAなどの自助グループでも，「初めてでどうしていいかわからない」と相談すれば，親切にアドバイスしてもらえるはずです．専門医療機関でも受診ではなく，受診前援助という形で相談に乗ってもらえるところもあります．

　　とにかくどこかの回復を支援してもらえるところにつながることが重要です．医療機関や自助グループに直接出向ければそれに越したことはありませんが，抵抗がある場合はまずは相談機関が適当でしょう．

6. 困っていることを正直に相談しよう

　　相談に行くことができたら，格好は気にせずに，あなたの困っていることを率直に話しましょう．自分のために正直に話しましょう．恥ずかしいことはありません．人間は誰しも悩むものです．悩むのが人間です．困っていることを何とかしたくて相談するのですから，本当に困っていることをどうすればいいのかをしっかり納得のいくまで相談してきてください．

　　困っていることを正直に相談することから依存症の回復は始まるのです．これが第一歩です．うまく話せなくてもいいのです．あなたの困っていることが相手に伝わればいいのです．あなたが相談できただけでも前進なのです．

7. うまく話せる自信がなければメモを作っていこう

　　そうは思っても，相談することに慣れていないあなたは緊張してし

まい，思うことが伝えられないこともあるかもしれません．誰か安心できる人に付き添ってもらうことも一案ですが，うまく話せる自信がなければ，困っていること，尋ねたいことをメモにして行きましょう．

　いざ相談するとなると，慣れない場合，大切なことを伝えられなかったり，聞きたいことを聴き漏らしたりするものです．せっかく相談に向けて一歩を踏み出したのですから，なるべく納得のいくものにしたいものです．これだけは伝えたいこと，これだけは聞いておきたいことを前もって書き出しておき，それを持参しましょう．

　それでも聞き逃したら，後から聞いてもいいのです．相談に行ければ成功です．行けたことの意味は大きいのです．それに加えて，行ってよかったと思える相談になれば，次の行動がよりスムーズになる可能性が高くなります．

8. 勇気を持って依存症の専門医療機関に連絡してみよう

　相談に行くことができたら，あなたの地域の依存症を診てくれる医療機関を紹介されると思います．医療機関は精神科になりますので，多少敷居が高くなるかもしれません．勇気をもって医療機関に電話をしてみましょう．そして，初めて受診すること，相談機関から紹介されたことなどを伝えて予約になると思います．

　精神科だから怖いということはありません．昔と違って，不眠やうつ，不安などで気軽に受診している方が増えていますので，違和感はそれほどないと思います．「アルコールや薬物をやめられない」というだけで無理やり入院させられることはありません．常識的な判断（現実検討能力）が保たれている人を，本人の意思に反して強制的に入院させることは法律上もできないのです．それに，無理やり入院させられても，患者さんが納得していなければ治療がうまくいくはずがありません．

　違法薬物がやめられない場合，たとえば覚せい剤の依存症であれば通報される不安もあるでしょう．やめられないから受診するのに，使っていることがわかって通報していたのでは治療になりません．医療機関の役割の放棄になります．

　専門医療機関と言われるところは，基本的に警察などに通報するこ

JCOPY 498-22950

とはないはずですが，念のため相談機関や受診する予定の医療機関に確認しておいてもいいでしょう．

　ただ，アルコール依存症に比べて，薬物依存症を普通に受け入れている医療機関はさらに限られます．アルコール依存症を診ているからといって，薬物依存症も同じように診てもらえない場合もありますので注意してください．地域によっては，県内に診てもらえるところがない場合もあります．ですから，相談機関の情報は重要です．困っている人はどこに受診しているのかを率直に尋ねてみてください．

　いずれにしても，相談機関に赴き，さらに医療機関を受診できたなら，回復への行動は大きく前進したことになります．仮に受診しようと医療機関に連絡して，期待した対応をしてもらえなかったとしても，あきらめないでください．あなたを支援してくれるところは必ずあります．

　自分で調べる場合は，依存症対策全国センターのホームページに国が指定している各都道府県の依存症拠点機関，専門医療機関のリストが載っていますので参考にしてください．

9. 一人で行く勇気がなければ誰かに同伴してもらおう

　何とか受診する医療機関が決まったら，後は受診するだけです．その際に，あなたの困っていることを伝えられるように準備しておいてください．相談機関のときのようにメモをしておいてもいいでしょう．精神科病院あるいは診療所を一人で受診することが不安な場合は，家族や身近な人に同伴をお願いしましょう．

　依存症外来を受診する多くの人は，家族などに説得されてしぶしぶ受診します．そのなかで，あなたが自ら受診するということは，とても素晴らしいことです．なぜなら，受け身での治療ではなかなか効果が得られないからです．

　最近はホームページで調べて自ら受診される患者さんが増えています．珍しいことではありません．あなたが率先して受診の段取りを進められればいい結果につながると思います．同伴してもらうことになっても，なるべくあなたが主役であることを忘れないでください．

10. 誰かに話すことで少し楽になれることを実感しよう

　さて受診することになりました．はじめは誰でも緊張するものです．精神科など受診したことのない人にとってはなおさらでしょう．アルコール，薬物の依存症と診断されることで傷つく人もあるかもしれません．しかし，あなたは勇気をもって受診しました．胸を張ってください．依存症は誰でもがなりうるありふれた病気です．治療や支援を受けないで放置されてきたことが一番の問題なのです．早期発見早期治療によって進行することを防げます．これまで治療につながるのに何年も何年も経っていたために，重症化してしまっていたのです．それを防げれば，依存症は怖い病気ではありません．

　受診したら，あなたの困っていることや正直な思いを治療者に話しましょう．治療者はきちんとあなたの話を聴いてくれましたか．理解してくれましたか．共感してくれましたか．

　あなたが受診して話をして通じたと感じられれば，あなたの気持ちはいくぶん軽くなっていることに気づくはずです．緊張して前の晩に眠れなかったり，リラックスできなかったりすると，とても疲れるでしょう．しかし，それでも「話せてよかった」と感じられれば成功です．

　一回目では無理であっても，ぜひ続けて通ってください．依存症は慢性疾患ですから，通い続けているだけでも効果は期待できるのです．しばらく通っても本音が言えなかったり，相性がどうしても合わなかったりした場合は，別の医療機関にあたってもいいでしょう．ただ，転々としているうちは，治療は進みませんので注意してください．

　受診できたら，その担当者と信頼できる関係が築けるか否かが重要になります．すぐに信頼できなくても，あなたから正直な話をできるように心がけてください．

ポイント: ① 信頼関係のない人から人は癒されない．
　　　　　② 人に癒されるために信頼関係の構築が必要．
　　　　　③ 信頼関係を築くために行動ができるか．

JCOPY 498-22950

ステップ11 あなたは自助グループに通ったことがあります か？　自助グループがどうして回復に有効なのか考えてみま しょう.

1. 自助グループとは何かを知る

　　人と信頼関係を築いていく場所，それが自助グループです．依存症 は，人と信頼関係を築くことで，人から癒されるようになり，生きる 力をもらって元気になり，アルコールや薬物を手放していけるように なります．そのことを実証してきたのが自助グループです.

　　医療からさじを投げられていたアルコール依存症患者であったビル とボブの二人が，アルコールをやめようとして会い続けている中で， やめることができたのです．これが 1935 年に米国で誕生した AA （エーエー）です．自助グループは，「なおらない」と言われていた依 存症の回復を実現させました．それからこれまでに，多くの回復者を 生みだし，アルコールに限らず，薬物，ギャンブル，摂食障害などに 広がりを見せており，依存症・アディクションからの回復の王道と なっているのです.

　　アルコール依存症の自助グループが AA と断酒会で，薬物依存症の 自助グループが NA （エヌエー）です．AA や NA は匿名性を重視して おり，本名を名乗る必要はありません．12 ステップに沿って回復を一 歩一歩進めていきます．断酒会は日本独自の自助グループです．会員 制であり家族も会員として入会します．「大きな家族」となって回復を 進めていきます.

　　AA や NA では，ミーティングでその日のテーマに沿って，自分の正 直な話をします．他のメンバーはそれを黙って聴きます．ひとり一人 が順番に話していきます．断酒会では，例会で酒害体験を話すことが 基本です．いずれも同じ問題を持つ人同士であることから，自分の問 題にも気づくことができます.

2. 自助グループで回復する理由を知る

　　自助グループでは，正直な思いを話すことが奨励されます．うまく 話すことが重要なのではなく，本音を話せることが重視されます．自

助グループが,「正直な思いを安心して話せる場」なのです. 同じ問題
を持つ人同士だからこそ, 誤解や偏見を抱きにくく, 共感することが
でき, 仲間意識を築きやすく, 信頼関係を育めるのです. 同じ場所に
いて本音を言い合えたメンバーは「仲間」なのです.「仲間」になれれ
ば, もう孤独ではありません. 一人ではないのです.

　自助グループでは, 話したことに誰かが口をはさんだり, 批判した
りすることはありません. そこで話されたことの秘密を守り, ミー
ティング場の外に持ち出さないこともルールとして定められていま
す. 安心して話しやすい環境が保証されているのです.

　回復の進んでいるメンバー（AA, NA では先行く仲間という）は,
正直な話を自然体で話せるようになっています. 人の正直な話・告白
を聴いていると, 自分も誰にも言えなかった思いをメンバーに聴いて
ほしいと思うようになります. そして, 勇気を持って話せたときに,
その話を真剣に聞いてもらえたとするならば, そこで人の思いはつな
がるのです. つながったと感じたとき, そこで人は癒されるのです.

　人に癒されると, もはやアルコールや薬物に酔う必要はなくなるの
です.「孤独な自己治療」は「人からの癒し」によって, その役割を終
えるのです. さらには, 自助グループに身を置き続けることで, 自身
が回復を進められるだけではなく, 新たに回復を望んで自助グループ
に入ってきたメンバーの手助けを行うことができるのです.

　苦しいだけだった経験が, 回復していくことによって大きな意味を
成してきます. それは生きていくうえでの「宝物」となり, 他のメン
バーを手助けする上で「役立つ経験」となります.

3. 自助グループに通うことを覚悟する

　あなたは自助グループに通う覚悟ができましたか. 回復のための王
道を使わないことは, あまりにももったいないことであり, 回復を遅
らせてしまうでしょう. 依存症専門医療機関で行われている治療プロ
グラムの多くは, 自助グループで行われているミーティングや例会と
同じ形式で行われています. それは, ミーティングに慣れて, 自助グ
ループに通いやすくなってもらうことが目的なのです.

　入院治療プログラムに参加しておいて, 自助グループに参加しない

JCOPY 498-22950

ということは，練習だけしておいて本番を欠場するようなものです．これでは何のためにプログラムに出ていたかわかりません．

ただし，自助グループに通うことを躊躇する患者さんが多いことも事実です．それは，依存症の患者さんは多くの場合，対人関係の問題を持っており，人間不信があり，正直な話を素面ですることがとても苦痛だからです．「自分には自助グループは合わない」「そんなところに行かなくても大丈夫です」などと敬遠されます．数回行ってもやめてしまう人が多いのです．

あなたが本当に回復したいのであれば，最も回復の確率の高い自助グループへの参加をしない理由はないはずです．「知らないところへ行くのが不安」「うまくしゃべられなくて恥をかいたらどうしよう」「自分のことなんか話したことがない」「宗教っぽくて嫌だ」などと，いかない理由を探すことはやめましょう．そして，あなたが本気で回復をしたいのであれば，自助グループに通う覚悟をしましょう．通い続ける覚悟をしましょう．

4. 自助グループに通う計画を立てる

自助グループに通う覚悟ができたなら，通う計画を立てましょう．月曜から日曜まで，どこの会場のミーティング・例会に通うか計画を立てましょう．これがあなたの回復のためのプランになります．

なるべく多くのミーティング・例会に参加してみて，雰囲気を感じられるといいでしょう．会場選びのポイントは，通いやすいことはもちろんですが，回復が進んでいて正直な話をしているメンバーの多いところや，通いたくなるような明るい雰囲気があるところがいいでしょう．知っている人が通っているところも行きやすいでしょう．

こうして，1週間の自助グループ日程表を作って貼っておくといいでしょう．一人で参加することが不安な場合は，参加しているメンバーに一緒に行ってもらうといいでしょう．入院プログラムでは，入院中から自助グループに通うことが組み込まれているので，入院中から積極的に参加して，知り合いを作っておくといいでしょう．断酒会の場合は，会員の電話番号が載っていますので，「初めて参加したいのですが……」と前もって電話しておくと心強いと思います．

こうして，具体的に会場を決定して場所も確認しておきましょう．
関係者に前もって連絡しておいたり，同伴できる人にお願いしておい
たりすると，モチベーションは高まるでしょう．計画ができたら，あ
とは実行するだけです．

ポイント: ① 自助グループとは何かを知る．
　　　　　② 自助グループで回復する理由を知る．
　　　　　③ 自助グループに通うことを覚悟する．

ステップ12 あなたが本気で回復を望むのであれば，自助グループに通い続けましょう．そこで信頼できる仲間を作りましょう．

1. 正直な思いを話せている人を探して話を聴く

　あなたが自助グループに通う決心をして，具体的に計画を立てた
ら，後は実際に通うだけです．ただ，自助グループに行ってどうすれ
ばいいか戸惑うこともあるでしょう．最初からなじめればいいです
が，慣れるまでは緊張するかもしれません．「自分の話す番になって，
うまく話せなかったらどうしよう」「恥をかくのではないか」と不安か
もしれません．

　でも恐れることはありません．ミーティングには世話係の人がいま
す．たとえば，AAやNAで司会をしたりコーヒーを用意したりしてい
る人がいれば，その人に，初めてであることを伝えましょう．親切に
教えてくれるはずです．このように自助グループでは，初めて来た人
を大切にする文化があります．初めて来た人を手助けすることが，自
分自身の回復になることがはっきりと示されています．

　あなたはうまく話す必要はありません．初めて参加したこと，自分
は依存症であること，どんな思いで参加したかなどを正直に話せれば
100点です．話せなくてもパスすることもできます．大切なことは，
話すことより参加メンバーの話を聴くことです．正直な話をしている
人が多いほど，回復者の多いよいグループと言えるでしょう．まずは

回復の進んでいる人の話をたくさん「聴くこと」です.

2. 自分自身が正直な思いを話せるように心がける

　参加しているメンバーから正直な話をたくさん聴きましょう. 初めのうちは緊張して頭に入らないかもしれませんが, 心配することはありません. 多くの人はそんなものです. そして, 不思議なもので, 人の話をたくさん聴いていると, それも正直な話をたくさん聴いていると, だんだんと自分も正直な思いを話したくなるのです.

　誰かが話しにくいような内容でも, 腹を割って話してくれたなら, 自分も腹を割った話をしたくなります. その相手に聴いてほしくなるものです. こうして正直な思いが語られると, 正直さがグループの中に広がります. 正直な思いを話すことを心がけながら, 自助グループに通い続けると, メンバーに思いが通じるようになってきます. メンバーを「仲間」と思えるようになると, そこには「信頼」が芽生え始めているでしょう. それを感じられたとき, あなたは人に癒され始めているのです.

　あなたは, 恥をかくことを恐れるのではなく, うまく話すことに囚われるのではなく, ただ正直な思いを話しているメンバーを探し, その人の話を繰り返し聴くことです. そのうえで, 可能であれば少しずつゆっくりと, あなたが本音を話せるようになっていけばいいのです.

3. 心を開けると楽になれることを実感する

　こうして, あなたが少しずつメンバーの前で心を開いていけるようになると, 何だか気持ちが軽くなったり, 楽になったりします. この感覚を忘れないでください. 人と気持ちが通じたときのあったかい安心感を記憶にとどめてください. これが本物の癒しです. 物質によるかりそめの癒しではなく, 本物の人からの癒しです.

　ここまで来ると, ミーティングに出ることが楽しみになってくるでしょう. この「楽になれる」ことを体験できるまでは, 人に疲れたり, ストレスを感じたりして, 自助グループに行くとなおさら飲みたくなる, 使いたくなる, という人も珍しくありません. ですから, 初めはしんどくても, 頑張って通い続けてください. この壁を越えられると大きな収穫が得られるのです. それが「人からの癒し」です. これは,

アルコールや薬物からは得られなかったものです.

4. 心開いて正直な思いを話し続けよう

この「人からの癒し」を自助グループに参加して感じられるようになったら，さらに正直な思いを来る日も来る日も話し続けてください．それによって，これから新たな生き方を始める土台作りになるのです．軌道に乗ったら，とにかく通い続けましょう．他のメンバーから同じ話を聴いていたようでも，新たな発見に気づくでしょう．自分も同じ話をしていても，これまで気づかなかった自分を発見できるでしょう．自分は正直な話をできているかを自問しながらミーティングに足を運んでください.

ここで，先に述べた6項目の人間関係の特徴を思い出してください.

正直な思いを安心して話せるようになると，その相手・メンバーを少しずつ信じられるようになっています．正直な思いを話しても見捨てられないことを実感できます．お互いが正直な思いを話せるようになっていると，孤独で寂しい思いはなくなっていきます．取り繕った偽りの自分ではなくて，正直な自分で相手・メンバーと関わることで，少しずつ自信が育まれます．そして，自分を大切にしたいという思いも強くなってくるのです.

つまり，自助グループに通い続けて，正直な思いをミーティングで話し続けていると，依存症の背景にある人間関係の問題は解消されていくのです.

5. 治療者や同じ問題を持つ仲間とつながり続けよう

こうして正直になって人とつながる方法を身に着けられると，治療者や支援者とも正直な思いを話しましょう．正直になれると恐れるものはなくなります．取り繕ったりごまかしたりするから不安や恐れが生じるのです．正直になれれば，怖いものはなくなります.

自助グループでは，同じ問題を持つ人が参加しているため，共感できることが多く，他のメンバーの話が自分と重なっていることに気づいたり，これまで見えなかった自分の問題に気づいたりできるようになるのです.

いかに自助グループで正直になれることが大切であるか，いかに信

JCOPY 498-22950

頼関係を築くために必要であるか，いかに回復のために不可欠であるか，が理解できるのではないでしょうか．

6．人との間に信頼関係を築いていければ回復できる

　つまり，人との間に信頼関係を築くことができれば依存症から回復できることを，自助グループはその実践から示してきたのです．人との間に信頼関係が持てなかったために，物質に求めざるを得ず，それに酔うことにのめり込んだ結果が依存症なのです．

　アルコールや薬物を手放すためには，必要なくなるためには，これらに求めていたものを，別のものから得られなければならないでしょう．それが人からの癒しであるということです．人から癒されるとエンパワメントされます．生きる力が湧いてきます．生きづらさは解消していきます．このことはこれまでにも繰り返し，繰り返し述べてきたことです．

7．人に癒され回復が進むと本物の幸せを感じられる

　あなたが求めてきたものは，「人からの本物の癒し」だったのではないでしょうか．人は「安心できる居場所」と「信頼できる仲間」があって回復します．幸せを感じられます．信頼で裏づけられたつながりは，人が幸せに生きていくうえで，最も大切なものと言ってもいいでしょう．

　依存症からの回復に取り組んでいるうちに，本物の幸せを感じられるようになっているはずです．あなたが信頼関係を築けたとき，あなたは幸せを感じられるでしょう．それと同時に，その相手の人も幸せを感じられるようになるのです．こうして信頼関係は幸せを広げていきます．

　信頼でつながっている社会，信頼でつながっている世界は幸せな社会であり，幸せな世界であると言えるでしょう．

　回復とはあなたが想像している以上に素晴らしいものです．ぜひそれをあなた自身の手でつかんでください．

　そのために，まず自助グループに50回通ってください．自助グループの良さが見えてきます．仲間と居場所ができてきます．あなたがよっぽど重症な依存症であっても，1000回通えば回復はしっかりと

見えてきます.

　迷うことはありません. さあ, 行動しましょう！

ポイント: ① あなたは本気で回復を望むのか.

　　　　　　② 望むのであれば自助グループに通うしかない.

　　　　　　③ 50 回通えば慣れ 1000 回通えば重症でも治る

[文献]

1) 中根允文, 岡崎祐士, 藤原妙子, 他訳. ICD-10 精神および行動の障害　新訂版　DCR 研究用診断基準. F1x.2　依存症候群. 医学書院; 2008. p.66-7.

2) American Psychiatric Association. 日本精神神経学会, 日本語版用語監修. 髙橋三郎, 大野　裕, 監訳. DSM-5-TR 精神疾患の診断・統計マニュアル. アルコール関連症候群. 医学書院; 2023. p.535-6.

VII. 人間不信から人間信頼へ

1 厄介な依存症患者でも変われる

　厄介なアルコール依存症患者でも変われる．これは，筆者が長年依存症治療・支援に携わってきて，いま確信していることである．それが本書を書くに至った動機である．厄介な患者は敬遠される．そのため患者に人の支援が届かない．それによって患者は依存症を進行させ，より人間不信を強め，より厄介な患者になっていく．

　治療につながっていても，厄介な患者であれば誰も心がつながっていない．患者の回復を信じ，患者を信じようとする支援者との出会いがカギになる．厄介な依存症患者や重症な依存症患者は，人間不信が深刻である．人から癒されていないどころか，人と分断されている例も多い．結局，「患者はアルコールによる仮初の癒しを求め続けるか，人との本物の癒しを信じられるか」なのである．

　人間不信の強い患者が変わるためには，人を信じられ人と信頼でつながっている健康な人が必要であることは先に述べた．健康な人との関わりにおいて患者は徐々に変化を見せる．それは医師や医療者とは限らない．患者と関わる全ての支援者が，その役割を担うことが可能である．人を信じられる人であれば，良い支援者になれるだろう．人間不信者同士で信頼関係を築けるはずがない．それは互いが信頼関係の築き方を知らないからである．経験していないからである．

　回復した健康な人が患者を仲間として受け入れ，回復の支援を手伝っているところがある．それが依存症からの回復の王道である自助グループである．回復して健康になった人が，これから回復したいと思う人に対して支援を行う．病んだ人同士で信頼関係を築くことは難しい．信頼を知らない人同士で信頼を築くことは難しい．信頼関係を

知らなかった人が自助グループで信頼関係を持てるようになり，新たに信頼関係を知らない人を手助けする．こうして信頼をつないでいく．このような好循環の中で回復は次々と生まれる．

最も厄介な患者であれば，回復施設で徹底して心を開くミーティングや他のプログラムに取り組む．最重症者でも回復はできる．ただしそのためには，自助グループや回復施設は不可欠である．アルコールを止めるだけであれば，医療機関でも可能であろう．しかし，生きづらさを解消しなければ，苦しいまま再発を繰り返すであろう．信頼でつながらなければ回復とは言えない．自己肯定感が高まらなければ回復とは言えない．心満たされなければ回復とは言えないのである．

② 自助グループが生み出す奇跡の回復

その自助グループはこれまで歴史的に多くの奇跡を生み出してきた．自助グループが起こした最初の奇跡は，医療が匙をなげていたアルコール依存症から回復できることを証明したことであろう．それまで医療は，「依存症は治すことはできない」という烙印を患者に押し続けてきた．それを当事者である患者が打ち破った．回復することを証明した．それが自助グループである．自助グループが起こした奇跡は，当事者同士のつながりから生まれた．回復者など誰もいない状況から回復者が誕生した．それは，有能な患者であったこともあるだろう．しかし，それよりも，当事者同士が腹を割って正直な思いを語り合うことが重要であった．

自助グループの活動はシンプルである．ただ同じ問題を持つ人たちの中で正直な思いを語ることである．それを他のメンバーは口を挟むことなく傾聴する．そして，語られたことは互いに秘密を守る．これだけである．このシンプルなミーティングを中心に自助グループは成り立っている．

正直な思いを話すことから信頼関係の構築は始まる．それを徹底して続けていくと心が通じ始める．同じ問題に苦しむ者同士だからこそ，互いの気持ちもわかりやすい．他のメンバーの正直な話が自分自身と重なり，共感を呼び，信頼関係が育まれ，人とつながり，人に癒

JCOPY 498-22950

されるようになる．人に癒されるようになるとアルコールに酔う必要はなくなる．心の通じた人たちはみんな「仲間」である．「仲間」という言葉は，人との差異や偏見から人を解放する．仲間ができるということは，孤立から解放されるということである．つまり回復に向かうことになる．

　回復施設では，自助グループの方法を取り入れ，食住を共にして徹底して回復に向けて取り組む．このシンプルな方法を続けていくことで，人間不信の壁が徐々に溶けていく．これはまるで奇跡のようであるが，考えてみれば当然のことのようにも思える．人を信用できない状態で社会の中で孤立してきた患者が，腹を割った話を聴き続けること，語り続けることで気持ちが通じ，人に癒されるようになる．正直な思いを話し続けることの大切さを教えられる．

　とすると，一対一での対応においても，正直な思いを話せる関係を築くことの重要性が見えてくるのではないだろうか．まずは一対一の関わりから始まる．その際に，どんな支援者が関わるかが問われるのである．その支援者として望ましい素養を身に着けていることが求められるのである．

　筆者は，自助グループに，回復施設に，そして回復者に，回復にとって大切なものを教えてもらった．正直な思いが話されているところで，人は正直な思いを話したくなるものである．正直な思いを話せるところで信頼と癒しが生まれる．

③ 絶望から希望へ

　「絶望から希望へ」という奇跡のような変化が，自助グループや回復施設で生まれている．死ぬことしか考えていなかった患者が，人とつながることによって豊かな人生を実感できる．誰とも言葉を交わすことなく飲み続けていた患者が，人の輪の中で生き生きしている．このようなドラマが起きるのは，人と人とのつながりにおいてである．人は人との関わりによってしか信頼を生み出すことができない．関わりだけが信頼を生み，癒しを導く．

　過酷な幼少時からの生い立ちの中で，一人孤独に生きてきた人が，

人とつながり人として輝くようになる．何度も自殺企図を繰り返して
きた人が，生きている喜びに涙する．それを人と分かち合う．どん底
を味わってきた人だからこそ，人に癒され生きている喜びに感謝でき
る．このような経験をできた人は，不運だったかもしれないが，間違
いなく幸せな人生であろう．それも最高の幸せを得られる．

　いくら苦労して頑張っても，アルコールがやめられるようになるこ
とだけでは，マイナスをゼロに戻したに過ぎない．ようやく普通の人
に表面上近づいただけである．単にアルコールをやめることに人生を
かける人はいないだろう．それだけでは喜びは薄いだろう．感動は得
られないだろう．一方，人と信頼でつながることで，マイナスをプラ
スにできる．マイナスだった自分の人生をプラスにまで高めていけ
る．これは人生をかけて取り組む価値のある課題となる．人生をかけ
て取り組み続ける価値のあるテーマとなる．こうして，絶望が深かっ
た人ほど，希望の喜びを実感できる．そして，その回復のプロセスか
ら学んだことを後進に伝えることができる．そのことで自分の過酷
だった絶望的な人生が，輝きをもって肯定的に受け入れられるように
なる．

　こうして，「人間不信と自己否定」が，「人間信頼と自己肯定」に向
かうのである．絶望から希望へ．これ以上のドラマがあるだろうか．
回復者ひとり一人が，このようなドラマを持っている．回復した人は
何もしなくても自然体で輝いている．そんな人を筆者は何人も見てき
た．そんな人になりたいといつも願っている．

❹ 回復者に学ぶ

　依存症からの回復を考える場合，まずは回復者から学ぶことが原則
である．回復者の中に，「回復のために何が必要であるか」の答えがあ
る．

　これまで依存症からの回復と言えば，「どんなプログラムが有効な
のか」「どのようなやり方でどの程度の時間が適当なのか」などと，プ
ログラムに関する議論が中心であった．しかし，依存症はプログラム
で治すのではない．プログラムは実践の場であり，「どんな治療者がど

JCOPY 498-22950

のようにそれを提供することが有効なのか」が重要である.

　回復を生み出す場では，① 患者が歓迎して迎え入れられ，② 自尊感情を傷つけられることなく，③ 患者の立場が尊重され，④ 強要されることなく，⑤ 対等であることを保証され，⑥ 患者に選択権が与えられ，⑦ 罰ではなくごほうびを提供され，⑧ 温かい雰囲気の中で，⑨ 人から受け入れられ，⑩ 大切にされる.

　このような環境の中で，⑪ 正直になることを推奨され，⑫ 飲酒を責められることなく，⑬ 気遣われる. その経過の中で，⑭ 人と人との間に信頼関係が育まれ，⑮ 人に癒され，⑯ 勇気づけられて，⑰ エンパワメントされる, ⑱ 回復が進んだ人はこれから回復を望む人を手助けする. 彼らは，⑲ 親切であり，⑳「仲間」と呼び合うことで，㉑ 偏見やスティグマから解放されており，㉒ 常に謙虚であり，㉓ 感謝の気持ちを持っている. さらには，㉔ 生きづらさを克服できており，㉕ 自己肯定感を持てるようになっている. ㉖ 現在の自分に自信を持てるようになっており，㉗ 心が満たされており，㉘ 幸せを実感できている. 回復者は，㉙ 自然体で無理がなく，㉚ 人として魅力的な存在である.

　筆者が回復者から学んだのはこのようなことであった. 患者を回復に向かわせるのは，プログラムではなく，テクニックや技法でもなく，健康な人である. 人を人として尊重できる人である. 信頼で人とつながっている人である. 依存症は人との関わりによって回復する.

　以上のことを，回復者の生の声を傾聴して実感してほしい. たくさんの生の声を聴いて，回復を実感してほしい. 回復に必要なことを理解してほしい. これが治療者・支援者の宝物になる. 私たちが優先的に身に着けることは，このようなことであると確信している. それは，回復者からしか実感をもって学ぶことはできない. 回復者とつながり続けることが支援者には不可欠であると考えている.

5 人が人に癒されるということ

　人が人に癒されることは，人の支援の基本である. アルコール依存症に限らず，ほとんどすべての精神疾患・精神障害を持つ人の支援は，人と信頼関係を築き人に癒されるようになることで回復に向か

う．信頼関係でつながれれば，取りあえず何とかなると考えている．なぜなら，ほとんどの精神科的問題は人間不信によって生じているからである．

　何らかの状況において，自信を失い，自己肯定感を損なったときに，人間不信が根底にある人は危機を迎える．そのときに「孤独な自己治療」によって対処しようとする人は，依存症・アディクションとなる．そうでなければ，安定を維持できず，気分障害や不安障害，精神病性障害など他の精神科的問題として表面化する．すべての問題の核にあるのは人間不信である．依存症だけの問題ではない．依存症は薬では治らないからこそ，人間不信の改善の重要性が見えやすいのである．

　人間不信は，人を壊し，家族を壊し，社会を壊し，国を壊し，世界を滅ぼす．人が生きる上で，人間不信がいかに大きな害悪であるかを知っておかなければならない．人間不信を放置してはいけない．人間不信が人間不信を生じる．人間不信を放置すると，人に蔓延し，家族に蔓延し，社会に蔓延し，国に蔓延し，世界を滅ぼす．自分のことだけを優先して他者を顧みない．信頼でつながっていないと他者を傷つける．家族を傷つける．社会を傷つける．国を傷つける．そして世界を滅ぼす．これらの危機を克服するためには，人間信頼しかない．

　信頼で人とつながっていることがいかに重要であるかを，強調してもし過ぎることはない．信頼でつながっていて初めて，人が人を癒せるようになる．人に癒されることは，精神科的問題を改善するだけではなく，幸せになるために必須の条件である．

　人を癒せる人は人に癒されている人である．そして，人に癒されている人しか，人を癒すことができない．人と信頼でつながっている人は幸せな人である．人と信頼でつながっている家族は幸せな家族である．人と信頼でつながっている社会は幸せな社会である．人が幸せでつながっている国は幸せな国である．そして，人と信頼でつながった世界は，みんなが幸せな世界になるであろう．人が人を癒すということは，人が生きていくうえでなくてはならないものである．信頼のバトンを次々とつないで行けたとき，世界は人間不信から解放される．

JCOPY 498-22950

⑥ 信頼をつないでいける社会へ

　人が幸せになるために何が必要であるか．その答えはすでに述べてきた．人間不信が人や家族や社会や国や世界を蝕む．現代社会を見てみよう．人間信頼でつながっているだろうか．人間不信が蔓延（はびこ）っていないだろうか．

　現代社会では，人と人との距離が離れ，つながりが希薄になっていることは明らかである．コロナ禍も加わり，さらに人と人との心の距離も離れてしまっている．人は孤立し，それを埋めるように SNS が人のコミュニケーションツールとなっている．生身の人間同士のつながりは減り，疎ましいものと感じる人も少なくない．社会は便利で快適なものを疑うこともなく追い求めてきた．不便は悪であるかのように快適さを求め，人はその環境にどっぷりつかっている．人は知らず知らずのうちに，とんでもなくストレスに弱くなっている．

　生活が便利で快適になった一方で，人間関係は変わらず簡単に思うようになるものではない．そのため，人間関係はよりストレスの高いものとなっている．こうして人は孤立を深め，つながりは細くなり，信頼を育めず，人間不信が蔓延る土壌となっている．

　SNS での個人へのバッシング，パワハラ，セクハラ，モラハラ，虐待，家族崩壊，病的なナショナリズム．国は自国の利益のみに囚われ，摩擦が生まれ，戦争が起きている．背景にあるのはすべて人間不信である．人間不信は，被害妄想を生み，暴力的となり，一方で引きこもりとなり，傷つき，傷つける．人間不信が広がる社会や世界は，人を幸せから遠ざける．今こそ信頼をつないで行ける社会にするために，行動を起こさなければならない．

　そのためにヒントになるのは，ここまで書いてきた，厄介で関わりたくないアルコール依存症患者の回復支援である．人間不信に塗れた患者と信頼関係を築くことが，人や家族や社会や国や世界を救うモデルとなるのではないだろうか．人間不信を軽減し，人間信頼を築く方向に向かうことが，現代社会には求められているのである．

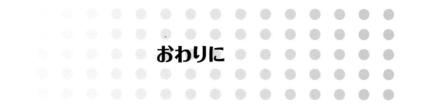

おわりに

　かつて，筆者らは患者に対して断酒を強要し，飲酒を叱責していた．それが正しいことであると信じていた．それに応じないのは患者の問題であると批判していた．さらには，「底つきが足りない」と患者を追い詰めていた．「もっと痛い思いをしなければわからない」と突き放していた．

　入院を繰り返す患者は，「また入院させてどうするんですか」と病棟から拒まれた．事例検討会では，患者の否認をいかに打破するかが話し合われた．自助グループ参加に抵抗する患者は，参加するまで説得された．新人スタッフが熱心に患者と関わると，「巻き込まれている」「共依存だ」「イネイブリングに注意しなさい」と指導された．当時，依存症病棟では他の病棟や一般治療とは異なる別の文化が根づいていた．それが正しいとされ，誰も疑問を持たずに踏襲していた．

　患者の暴言や暴力，ルール違反は日常茶飯事であった．常に対立があり毎日が格闘であった．患者も治療者も傷ついていた．熱心な治療者ほど傷ついていた．その熱意は報われないことが多かった．それでも自助グループにつながり回復する患者はあった．それが治療者の唯一の救いであった．

　そして，序文にも書いたように，「紆余曲折があって」筆者の治療スタンスは大きく変わった．その経緯について述べておきたい．

1．エビデンスに基づいた依存症治療の導入

　わが国にもエビデンスに基づいた治療が導入されるようになった．そのなかでも筆者が影響を受けたのが，動機づけ面接法，随伴性マネジメント，認知行動スキルトレーニングである．いずれも，患者を中心としたスタンスであり強要や対立はない．良好な関係作りを重視することが前提となっている．

2. 背景にある人間関係の6項目の問題への気づき

　臨床現場で患者の思いを聴かせてもらうことを徹底して行った．そこで気づいたのは，多くの患者に「自己評価が低く自分に自信を持てない」「人を信じられない」「本音を言えない」「見捨てられる不安が強い」「孤独で寂しい」「自分を大切にできない」の6項目に示されるような特徴があるということであった．つまり，「人間不信」と「自信の喪失・自己否定」が患者の背景にあることを知った．この問題を解決しなければ，依存症からの回復はないと気づいた．

3. カンツィアンの自己治療仮説の説得力

　カンツィアンの自己治療仮説がわが国にも紹介された．この考えは衝撃的であったが，しっくり受け入れられた．この捉え方が治療者にとって最も適切であり有用であると思われた．それ以来，「依存症者の物質使用は，人に癒されず生きづらさを抱えた人の孤独な自己治療である」というフレーズを折に触れて使うようにしている．患者を責めることなく関われる根拠になっている．

4. ACE 研究による小児期逆境体験の影響

　フェリッティらのACE研究は，依存症臨床にも大きな影響を及ぼした．依存性物質を使用しても，依存症になる人とならない人がある．小児期逆境体験が多いほど，「人間不信」が強く，ストレスに対処する能力が低く，依存症を発症するリスクが高いとされる．小児期からの生育環境がその人の人生を大きく左右する．信頼関係を築くことの重要さを確信した．

5. ハームリダクションの考え方の臨床への導入

　ハームリダクションは世界で普及している薬物政策であるが，その背景にある理念が，わが国の依存症治療において最も欠けているものを示していることに気づいた．ハームリダクションでは，薬物を使っているか否か，飲酒しているか否かを問わない．使っている薬物が違法か否かを問わない．その人が困っていること・生きづらさを支援する．患者を尊厳ある一人の人間として対応する．この対応が結果として，薬物やアルコールを手放すことにつながる．まさに同感である．

6. ダルクや自助グループの実践・回復者に学ぶ

　治療者は回復者に学ばなければならない．回復を信じられなければ適切な対応はできない．ダルクは長年にわたって重症の薬物依存症者の回復を支援してきた．そこから多くの回復者が生まれている．何が回復に必要であるかを教えてくれる．ダルクや自助グループの実践から，回復には「安心できる居場所」と「信頼できる仲間」が必要であり，人に癒されてエンパワメントされ，アルコールや薬物を手放せるようになることを教わった．回復者の経験は何より説得力がある．

7. アルコール依存症のトリートメントギャップの解消

　わが国に100万人に及ぶアルコール依存症患者がいると推定される状況で，5万人程度しか治療につながっていないという現実を知り，軽症者への介入が必須であることに気づいた．それを可能にするのが内科医・かかりつけ医であると確信した．重症患者でなければ，特別な治療や介入を要しない．依存症医療の一般医療化を進めていくことが大切である．

　以上を経験し学んだことによって，現在の筆者の考えが変わってきた．これらすべてが，「ダメ．ゼッタイ．」「不寛容・厳罰主義」とは対極にある．患者を尊厳ある人として関わることの大切さを示している．依存症の治療は何ら特別なものではない．当たり前の医療を，依存症患者に対しても同様に提供することである．

　患者を尊重し，患者と協働し，患者の望む方向へ支援を提供しながら，信頼関係を築き，その関係を多職種，他機関へと広げ，自助グループにつながるならば，「厄介で関わりたくない」アルコール依存症患者は，「厄介」ではなくなっていく．そのとき，治療者は苦痛ではなく喜びを実感できるはずである．人間不信に苦しんできた患者と，信頼でつながれたときの感動は，筆者にとって何物にも代えがたい宝物である．

　人と人が信頼でつながっているということは，人が生きていくうえで何と大切なことであろう．人に癒されて人は生きていけるようになる．人に癒されて人は人を癒せるようになる．人と人とが信頼でつながった社会は，さぞ幸せな社会であろう．それは目の前の人との関係作りから始まる．そんな思いで筆者は今日も患者に癒されながら診療に臨んでいる．

著者略歴

成瀬 暢也（なるせ のぶや）

昭和 61 年　3 月　順天堂大学医学部卒業
　　　　　　4 月　同大精神神経科入局
平成　2 年　4 月　埼玉県立精神保健総合センター開設と同時に勤務
平成　7 年　4 月　同センター依存症病棟に配属
平成 20 年 10 月より　埼玉県立精神医療センター副病院長

●主な著書
「アルコール依存症治療革命」中外医学社
「ハームリダクションアプローチ やめさせようとしない依存症治療の実践」
　　中外医学社
「厄介で関わりたくない精神科患者とどうかかわるか」中外医学社
「内科医・かかりつけ医のためのアルコール使用障害治療ハンドブック」
　　新興医学出版社（編著）
「お酒の減らし方」ナツメ社（監修）
「薬物依存症の回復支援ハンドブック」金剛出版
「誰にでもできる薬物依存症の診かた」中外医学社
「依存と嗜癖」医学書院（分担）
「アディクション・サイエンス 依存・嗜癖の科学」朝倉書店（分担）
「危険ドラッグ対応ハンドブック」日本精神科救急学会（編集・分担）

●専門分野
薬物依存症・アルコール依存症，中毒性精神病の臨床

埼玉医科大学客員教授
国立精神・神経医療研究センター精神保健研究所客員研究員
日本アルコール関連問題学会理事（第 36 回大会長）
日本アルコール・アディクション医学会監事
日本精神科救急学会代議員
関東甲信越アルコール関連問題学会理事（第 1 回大会長）
埼玉ダルク理事

厄介で関わりたくないアルコール依存症患者と
どうかかわるか
　　　　　　　　　　　　　　　　　　　　　　　©

発　　行　2023 年 10 月 10 日　　1 版 1 刷

著　　者　成瀬暢也

発 行 者　株式会社　中外医学社
　　　　　代表取締役　青木　　滋
　　　　　〒 162-0805　東京都新宿区矢来町 62
　　　　　電　　話　03-3268-2701（代）
　　　　　振替口座　00190-1-98814 番

印刷・製本/三報社印刷（株）　　　　　　〈MS・HO〉
ISBN 978-4-498-22950-1　　　　　　　Printed in Japan